焦点解决短程治疗工具箱

创伤个案咨询 101个问句

101 SOLUTION-FOCUSED QUESTIONS FOR HELP WITH TRAUMA

（荷兰）弗雷德里克·班宁克 ｜著
（Fredrike Bannink）

赵然　李青　李洋　王欣 ｜译

化学工业出版社
·北京·

101 SOLUTION-FOCUSED QUESTIONS FOR HELP WITH TRAUMA
by FREDRIKE BANNINK
ISBN 9780393711127
Copyright © 2015 by Fredrike Bannink. All rights reserved.
Authorized translation from the English language edition published by W. W. Norton & Company，Inc.

本书中文简体字版由W.W.Norton & Company，Inc.授权化学工业出版社独家出版发行。

本书仅限在中国内地（大陆）销售，不得销往中国香港、澳门和台湾地区。未经许可，不得以任何方式复制或抄袭本书的任何部分，违者必究。

北京市版权局著作权合同登记号：01-2023-4886

图书在版编目（CIP）数据

焦点解决短程治疗工具箱. 创伤个案咨询101个问句 / （荷）弗雷德里克·班宁克（Fredrike Bannink）著；赵然等译. —北京：化学工业出版社，2024.6
书名原文：101 Solution-Focused Questions for Help with Trauma
ISBN 978-7-122-45371-6

Ⅰ.①焦… Ⅱ.①弗…②赵… Ⅲ.①精神疗法 Ⅳ.①R749.055

中国国家版本馆 CIP 数据核字（2024）第 070530 号

责任编辑：赵玉欣　王　越　　　　装帧设计：韩　飞
责任校对：田睿涵

出版发行：化学工业出版社
　　　　　（北京市东城区青年湖南街13号　邮政编码100011）
印　　装：北京新华印刷有限公司
880mm×1230mm　1/32　印张18¾　字数400千字
2024年9月北京第1版第1次印刷

购书咨询：010-64518888　　　　　售后服务：010-64518899
网　　址：http://www.cip.com.cn
凡购买本书，如有缺损质量问题，本社销售中心负责调换。

定　　价：168.00元（全3册）　　　　　版权所有　违者必究

译者简介

赵然　心理学博士，医学学士，中央财经大学心理学系教授、企业与社会心理应用研究所所长，中国心理学会注册系统督导师，中国心理卫生协会首批认证督导师

李青　中国心理学会注册心理师，北京大学生命科学学院专职心理咨询师

李洋　中国心理学会注册心理师

王欣　中国心理学会临床心理学注册工作委员会第三届伦理组委员、第五届监事组成员、河北督导点负责人、注册督导师，美国夏威夷大学临床心理学高级访问学者，河北师范大学心理学教授、硕士生导师（退休）

致　谢

正如焦点解决短程治疗（solution-focused brief therapy，SFBT）的创始人之一 Steve De Shazer 所说，差异本身就只是差异。然而有些人（和一些动物）所带来的不同却对我的生活和工作影响重大。他们都以某种方式帮助我创作了这套书。

我要感谢我的朋友、同事、学生，尤其是我所有的来访者，多年来，是他们帮助我探索、实践和改进我的工作。我还要感谢我的编辑 Deborah Malmud，是她盛情邀请我撰写这一系列书籍；还要感谢我的朋友兼翻译 Suzanne Aldis Routh；以及每一位为本书的完成做出贡献的人。

感谢我的丈夫一直以来给予我的爱与支持。还有我的四只意大利猫，非常感谢你们陪伴我度过了许多愉快的写作时光。

已发生的事不能决定我的人生，

我的人生在于我自己的选择。❶

前　言

　　这本书是为了帮助来访者运用自身经历把生活过得更加美好，而不要因之前的经历更加痛苦。对于创伤幸存者的心理治疗，其结果可能会有一些差异。有些来访者会从创伤后应激障碍（PTSD）症状中完全康复或部分康复，这已经是他们能争取到的最好结果了。而另一些来访者，他们不仅能从症状中康复，还能获得创伤后的成长。对有的人而言，治疗的结果就是找到了一种让自己能和生活"融洽相处"的复原力。

　　本书旨在帮助那些正在努力对抗创伤的来访者，其首先是作为一本实战性的书籍，面向所有与创伤幸存者工作的专业人士，为其提供焦点解决（SF）的理念和技能。本书邀请他们从关注来访者哪里做错了转为关注哪里做对了，从关注其生活中无效的部分转为关注有效的部分。

　　传统心理治疗受到了医学模式❶的极大影响。"问题—解决模

<hr />

❶ 医学模式使用的术语为"患者"（patient），SFBT 使用的术语为"来访者"（client）。

式"——先确认问题的本质，然后进行干预，以将其痛苦最小化——影响了治疗师和来访者之间互动的内容，这种治疗的关注点是病理学。然而这种关注问题的思维方式并不能带来积极的改变，来访者的优势、能力和资源反而才是带来积极改变的最重要因素。其改变的秘诀就在于将所有的精力都投注在建设新的部分，而非抢救旧的部分上。

这套书有三个分册，每一册都提供了 101 个焦点解决式问句（SF问句），适用于特定的精神障碍：焦虑、抑郁、创伤。这套书是以我的《1001 个焦点解决式问句：焦点解决访谈手册》（*1001 Solution-Focused Questions：Handbook of Solution-Focused Interviewing*）*（Bannink，2010a）这本书为基础写就的，最初用荷兰语编写，并已有了英文、德文和韩文译本，未来，它可能会包括更多的主题。

作为焦点解决短程治疗（SFBT）的联合创始人，Insoo Kim Berg在 2006 年为《1001 个焦点解决式问句》这本书慷慨作序，我对此深感荣幸：

SFBT 是以充满尊重的假设为基础的，即相信来访者拥有内在资源来为自己的问题构建出高度个性化的、独特的有效解决方案……本书清晰准确地给出了 1001 个焦点解决式问句，且文笔优美，能让读者

---

* 以下简称为 *1001 Solution-Focused Questions*，译为《1001 个焦点解决式问句》。——译者注。

很好地了解在 SFBT 中，语言作为一种工具被精准使用的重要性，并邀请读者敞开自我，以一种全新的视角看待来访者。

每一册书的关注点都放在了创造更想要的未来以及实现未来目标的途径上。除了描述如何应用 SFBT 的方法以外，每册书里还包含了 101 个居于 SFBT 核心地位的 SF 问句。经过这么多年，我已经收集了 2000 多个 SF 问句，要为每一册书挑选出我觉得最好的 101 个问句可真是个大挑战。我承认自己有时也会偷懒把几个问句组合在一起来用，还会把有的问句改为第一人称来使用（但是在这册书里，我只把治疗师向来访者的提问计算在内）。这样一来，你实际上能得到远超过 101 种问法！书中还写到了治疗师用于自问的问句、来访者用于自问的问句（有时会被治疗师邀请这样做）或者来访者反过来问治疗师的问句，但它们均未被计入 101 个问句列表中。在每一章末尾，我都会给出 SF 问句的汇总，其中有些问句会和其他章节有重叠，我不想重复，所以每一种 SF 问句都只被提及一次。

SFBT 是一种跨诊断的流派。尽管如此，我还是就不同的精神障碍分别撰写了书籍，这样做是为了方便那些与特定来访者群体工作的同行。为了帮助读者能更好地融合 SF 取向，本书还加入了 40 个练习、25 个案例和 16 则故事。

本书是写给所有与创伤幸存者及其家庭和朋友一起工作的专业人

员的，他们可能想要采用一种（更）积极的取向，抑或只是单纯想扩大自己的可用技能范围。事实证明，相比其他类型的谈话，SF 谈话让人更轻松，也能让专业人员更少出现职业倦怠。

虽然这本书主要是写给专业工作者看的，但我希望那些患有PTSD 却还没见过心理治疗师的人也可以从字里行间找到自己能用上的信息和对自己有帮助的练习。

现在是时候改变创伤处理的潮流了，让我们一起从减轻痛苦、"好赖活着"的处理重心转向造就成功、积极成长吧。

Fredrike Bannink

目　录

第一章　创伤　// 001

概述　// 001

创伤后应激障碍　// 002

关于创伤的迷思　// 005

创伤后成功　// 007

第二章　焦点解决短程治疗　// 015

概述　// 015

焦点解决短程治疗　// 015

问题导向谈话还是解决导向谈话　// 024

焦点解决问句　// 025

四个基本的 SF 问句　// 029

第三章　创伤的治疗取向　// 039

概述　// 039

创伤治疗的传统取向 // 039

创伤治疗的焦点解决取向 // 044

创伤治疗的取向间差异 // 050

第四章　为改变创造语境 // 056

概述 // 056

治疗联盟 // 057

聚焦于改变 // 059

接纳与认可 // 060

正常化和重构 // 063

建立希望 // 065

第五章　描述期待的未来 // 076

概述 // 076

设定明确的目标 // 077

未来导向技术 // 081

使用不同的视角 // 087

评估动机、希望和信心 // 095

第六章　发现能力 // 099

概述 // 099

发现优势和资源 // 100

发现例外 // 108

量尺问句 // 114

第七章　推动进步 // 120

概述 // 120

后续会谈 // 121

评估进展 // 122

感恩 // 126

改写消极故事 // 130

关于家庭作业的建议 // 138

治疗性仪式 // 143

第八章　结束治疗 // 148

概述 // 148

结束治疗 // 148

行为维持 // 149

僵局和失败 // 152

庆祝成功 // 156

第九章 反思与反馈 // 159

概述 // 159

对会谈进行反思 // 159

来访者的反馈 // 161

第十章 关注幸福感 // 165

概述 // 165

来访者的幸福感 // 165

创伤与人际关系 // 166

治疗师的幸福感 // 175

参考文献 // 182

专业名词英中对照表 // 190

第一章
创 伤

概 述

创伤（trauma）一词［源自希腊语的"伤口"（a wound）］是指创伤性经历所导致的身体损伤或心理冲击或强烈的心理痛苦。心理创伤是人类必然经历的一部分，尽管如此，大多数人并没有发展成创伤后应激障碍（posttraumatic stress disorder，PTSD）。针对创伤暴露群体中 PTSD 患病率的流行病学研究显示，复原（resilience）并不是特例，反而是人们的常态。本章会对 PTSD 先进行简要的描述，之后会写到关于创伤的几个迷思。我自创的概念"**创伤后成功**"（posttraumatic success）包括了 3 个 R：康复（recovery）、丰富（enrichment）［创伤后成长（posttraumatic growth，PTG）］、复原（resilience）。相比只盯着来访者的错误不放，了解来访者的资源能帮助治疗师促进积极发展，也能使来访者运用自身遭遇来把自己的生活过得更加美好，而不是更加苦涩艰辛。

创伤后应激障碍

经历创伤是生而为人的基本组成部分，人类历史就是由鲜血写就的篇章。在漫长的进化过程中，人们一直都暴露在各种可怕的事件中：意外事故，医疗并发症或各种疾病，童年经历的身体侵犯或性侵犯或者目睹了此类事件，长大后经历的身体侵犯或性侵犯，军人参战、警察执法以及从事其他暴露在天灾人祸威胁下的各种工作。恐慌、无助、害怕都是构成创伤性经历的关键要素，而内心感到痛苦不堪则是对这些情绪的一种正常反应。

好消息是仅有少数人会发展为 PTSD，且随着时间的推移，约有三分之二的人的症状会自行缓解（McFarlane & Yehuda，1996）。来自（美国）全国共病调查（NCS）的数据显示，尽管有 50%~60% 的美国民众都曾经在某一时刻暴露于创伤性经历，但是只有 8% 的人符合 PTSD 的全部诊断标准（Kessler，Sonnega，Bromet，Higher，& Nelson，1995）。

也就是说，大多数经历了创伤的过来人并不会发展成 PTSD。他们可能会出现一些急性症状，像是麻木、冷漠、现实解体、人格解体或分离、梦魇以及对事件本身的胡思乱想和闪回，还会回避能唤起对创伤事件记忆的刺激物。这些症状通常可在事件发生后的四周内自行缓解。

尽管 PTSD 的诸多症状早就已经被我们识别到了，但直到 20 世纪 80 年代，我们才将其明确诊断为现在的 PTSD。在那之前，PTSD 都被叫作炮弹休克、战斗疲劳或战争神经症。

PTSD 的基本特征是在暴露于极端的创伤性应激源之后，会发展出特有的症状。这些创伤性应激源包括亲身经历了某事件，比如到鬼门关走了一遭或者受到了死亡威胁，又或者受过重伤，还有针对身体完整性的其他威胁（比如性侵犯）；此外，创伤性应激源还包括目睹他人的死亡、外伤或对他人身体完整性产生威胁的事件；听说其他家庭成员或亲近之人经历意外或暴力性死亡、伤害，以及死亡或受伤的威胁；以及反复接触到令人痛苦的事件细节，比如警察或心理治疗师可能反复听到有关性虐待的细节。

一般来说，我们对于 PTSD 的迹象和症状是有共识的，但对于**创伤性事件**（traumatic event）的定义仍被拿出来不断讨论。最开始，我们是从症状的角度来定义创伤性事件的：如果一个人表现出了一系列特定的（痛苦）症状，那么他 / 她就会被认为是经历了创伤性事件。其潜在的假设是创伤性事件会让任何个体都产生严重适应不良的迹象，并且其产生的一系列特定的痛苦症状都是相似的，也就是说，这些症状都是普世一致的。后来，我们从指定事件类型的角度转为将创伤性事件定义为"超出正常体验范围之外的事件"，其隐含的假设仍然是一个事件会对应一个普世的反应。由于该定义遭到了严厉批评，所以又在对事件的具体说明里加上了对痛苦症状的描述：实际经历过死亡或是曾受到死亡威胁，或者受过重伤，且有因此产生的害怕、无助和恐慌的反应。在《精神障碍诊断与统计手册》第五版（the fifth edition of the *Diagnostic and Statistical Manual of Mental Disorders*，DSM-5）（American Psychiatric Association，2013）中，对于创伤性事件的定义则不再包括主观的痛苦反应。如何定义一个创伤性事件，这个持续存在的难题也体现在了后续 DSM 分类的界定上（De Jong，2014）。

然而，没有什么事件能造成普世一致的创伤，只有当暴力事件超出了人们以为其会发生的程度时，才会被人们认定为有潜在的创伤性，而在其他情况下这样的事件不会被划归为创伤性事件（Horwitz & Wakefield，2007；Spitzer & Wakefield，2007）。鉴于此，我在本书中会使用（对一个事件的）**创伤性经历**［traumatic experience（s）］这一术语，而不用**创伤性事件**［traumatic event（s）］这个词。

复杂型创伤后应激障碍（C-PTSD）并不是一种正式的诊断，虽然也有很多治疗师会使用这个概念。该类型的 PTSD 在 DSM-5

手册中被称为"伴分离症状的 PTSD 亚型"，因为复杂型创伤常常会伴随着分离症状和 / 或人格障碍一起出现。分离症状，是指和自己的精神或身体脱离的体验，或者是指世界看起来不真实、如梦似幻、被扭曲的那种体验。患有复杂型 PTSD 的来访者往往无法信任他人，可能有伤害自己的倾向（比如：用小刀划自己或做出其他自我伤害行为，有自杀企图，以及高风险行为，例如极端的药物或酒精中毒），经常会有边缘型人格障碍、进食障碍、物质滥用或物质依赖、惊恐障碍、分裂样或分裂型人格障碍。

PTSD 患者中大概有一半人会有共病的重性抑郁障碍（Shalev et al.，1998）。

关于创伤的迷思

关于应激和创伤的迷思之一是，这些只会带来负面影响，包括只会产生消极情感。但研究显示，在慢性应激情况下，积极情感和消极情感是可以同时存在的，并且积极情感还具有适应性功能（Folkman & Moskowitz，2000）。然而，很多心理学家和精神科医生都变成了病理学家和受害者研究者，将关注点都放在了评估、治疗个体遭受的痛苦（让痛苦的人减少痛苦症状）上，而心理治疗师对创伤的处理是在这种疾病—患者的框架里去修修补补。这种聚焦于病理学的视角（"你有什么问题？"）引发了以下几个关于应激和创伤的迷思：

- 每个有创伤经历的人都会患上 PTSD。
- 人们必须进行心理治疗才能战胜 PTSD。
- 对 PTSD 唯一有效的处理就是进行长期的心理治疗，而在这种心理治疗中，来访者要再度体验或回忆起之前创伤性事故中的点点滴滴。
- 创伤只会带来负面影响。

在军人、警察以及其他会暴露在暴力和灾难场景中的职业领域，有害思想的遗毒仍然存在，比如"寻求帮助会毁掉我的事业，因为我会被大家用否定的眼光看待""如果我去找心理医生，那每个人都会知道的"以及"心理治疗那玩意儿没用"。

故事 1. 宁愿少活 13.6 年

Zoellner 和 Feeny 医生（2011）曾在美国两个不同地区的两个治疗场所访谈了 184 名寻求 PTSD 治疗的人。他们发现，虽然对创伤经历的回忆和对某些活动及想法的回避通常都被认为是功能失调的行为，但其与访谈个体所报告的主观幸福感之间几乎没有相关性。而那些与高度唤醒相关的症状，如睡眠困难、易激惹和过度警觉却与较低的生活质量有关，焦虑和抑郁也都和较低的生活质量有关。回避行为对生活质量的影响是有限的，因为它是一种应对策略，且在短期内可以提高幸福感。

研究人员发现，平均而言，患有 PTSD 的人情愿放弃自己 13.6 年的生命来换取没有病症负担的生活。平均而言，为了彻底摆脱 PTSD 的症状，PTSD 患者情愿接受即刻死亡风险高达 13% 的治疗。

创伤后成功

我提出的创伤后成功这个概念包含了三个 R：从 PTSD 症状中康复、复原和丰富（Bannink，2008a，2014b）。在治疗师帮助来访者运用自身经历使其变得更好时，疗效可能有所不同。对有些人来说，创伤后成功意味着从 PTSD 的症状中完全康复或部分康复，而这已经是他们能尽力做到最好的结果了。还有一些人，对他们来说，创伤后成功不单意味着从症状中康复，还包括同时产生的创伤后成长，创伤后成长和 PTSD 的症状往往是共存的。而对于另外一些人，创伤后成功则意味着仅凭一己之力就能找到一种能让他们与生活和谐共处的复原力，而他们通常不会来找心理治疗师。下面我们具体来说说三个 R。

康复是指从病态恢复到之前的常态。这个术语源自治疗的医学模式，该模式将症状缓解——或者更好的是症状消失——视为治疗的目标。大多数治疗，比如认知行为疗法（cognitive behavioral therapy，CBT）、眼动脱敏与再处理技术（eye movement desensitization and reprocessing，EMDR）以及基于正念的疗法（mindfulness-based therapy），都是以康复作为目标的，而非致力于复原或成长，这些疗法都是通过帮助来访者处理创伤性经历来缓解 PTSD 症状的。来访者在这些疗法中要探索自己对创伤的想法和感受，要克服内疚、自责和不信任的感觉，要学习如何应对和控制侵入性记忆，还要学习处理个人生活及人际关系中的各种问题。

复原是指人们化解逆境来让自己保持幸福的能力。在识别并处理创伤后遗症时，我们业界往往忽视了绝大多数人都是具有弹性的，他们甚至可以从最可怕、最有侵入性的创伤中恢复过来。一味地只看到负面的后遗症使得人们也会将自己看作受损的且无法改变的。早期对于创伤的研究只关注个体寻求治疗后的康复情况，使得研究人员低估了人类自身潜在的**复原能力**。直到最近，复原还被认为是一种例外情况，或者更糟的说法是：一种个体无法解决问题时的病理状态。对艰难困境通常的反应是一段相对短期的抑郁和焦虑，之后会回复到之前的功能水平。

复原不同于康复。Bonano（2004）指出，康复这个词暗含着一种"轨道"（trajectory）的意味，即从正常的功能暂时滑到了精神病理学的阈限（以下），通常持续数月或者甚至数年时间后再逐渐回复到事件发生前的功能水平。相比之下，复原反映的是维持稳定平衡的能力。还有一个更大的区别是，复原不仅仅是精神病理上的症状消失那么简单。康复中的个体经常会体验到精神病理学阈限以下的症状，而拥有复原力的个体虽然也会体验到正常功能的瞬时扰动（比如持续数周的阵发性贯注或者睡不踏实），但是整体表现出，在一段时间里健康功能是处于稳定轨道里的，同时也具有生殖能力并能体验到积极情绪。本套书的焦虑和抑郁分册中就讲到了如何平衡积极情绪和消极情绪。

案例 1. 我的孩子使我坚持下来

一位心理治疗师说明了自己是如何与士兵们一起工作的。她所做的其中一件事就是询问士兵们，是什么帮助他们活下来的。最普遍的回答是"我的孩子，是孩子使我坚持下来的"。然后治疗师通常就会继续追问孩子有多重要，并鼓励士兵们尽量具体说说来龙去脉——想到自己的孩子如何让自己和之前不一样了，以及何以增强了他们想要活下去的意愿。

丰富或者**创伤后成长**是指人们最终达到了一种比经历创伤前更高的功能水平，这是一种积极的改变，是在与创伤性经历努力对抗后才能体验到的（Calhoun & Tedeschi，2000）。换句话说，之前的经历得以转化，被以一种价值感增强的状态，或者一种青出于蓝的状态再现出来。对此还有其他词汇可以用来描述，比如茁壮成长（O'Leary & Ickovics，1995）、应激相关的成长（Park，Cohen，& Murch，1996）、感知到的受益（Mcmillen，Smith，& Fisher，1997）和逆境中的成长（Bohlmeijer & Bannink，2013；Linley & Joseph，2004）。

如果问人们这样一个问题："艰苦的童年是让你更强大了还是更脆弱了？"回答很可能是，"其实它让人变得更强大了"。尼采当年的一句话如今已经变得脍炙人口："那些杀不死我的，会使我更强大。"逆境中可以涌现出五个方面的成长：①刷新对生命的认识；②增强个人的优势；③确定生活中崭新的可能性并付诸行动；④改善人际关系；⑤精神层面的深化。已有数据支持了这一点，越南战争中被囚禁折磨了多年的空军飞行员里，有61%的人认为那段苦难让自己在心理层面获益。不仅如此，创伤症状越严重，其创伤后成长就越显著。

在创伤和应激的许多不同领域（包括疾病、丧亲、自然灾害、性侵、军事战争和恐怖袭击）都有关于 PTG 的记载。它与 PTSD 完全相反，因为患 PTSD 的个体没有从创伤中获得任何好处，只有痛苦和焦虑（Haidt，2006）。经历 PTG 的来访者在表达事物时就像是他们从中学会了感恩自己所拥有的一切；他们能体会到自己对事物的感受深度增加了，无论是好的、坏的，抑或快乐的、悲伤的感受，他们都不想错失，他们也不再杞人忧天、无端烦恼。遗憾的是，我们总是先要吃一堑才能长一智。毫无创伤经验的我们要如何过好这一生，幸存者和过来人可是有太多要传授给我们的了。

故事 2. 有创造性的正能量

Terry Waite 就是一个 PTG 的例子，作为英国教会的特使，他远赴黎巴嫩争取四名人质的释放，结果自己也被关押起来，从 1989 年到 1991 年期间，他一直都被单独监禁着。Waite 的说法是："苦难是世间普遍存在的，如果你试着推翻它，那它就不再对你具有破坏性和负面影响了。你扭转局面，苦难就变成了有创造性的正能量。"

康复、复原和 PTG 之间的关系很复杂（Bannink，2014b）。PTSD 的症状和 PTG 的益处往往是同时产生的。PTG 可能在心理治疗后出现（见第三章），也可能在治疗期间就出现。对复原和 PTG 的关注不应以牺牲对来访者悲惨遭遇的共情为代价。Tedeschi 和 Calhoun（2004）对 PTG 提出了一些附加说明。他们认为 PTG 是在人们经历了苦难以及激烈的心理斗争的背景下产生的，它是从应对创伤的努力中破茧而出的，并非创伤本身造就了 PTG，因为任何形式的创伤都是不好的，也不值得拥有。而且，创伤并不是获得成长所必需的。另外，还是有相当多的人在与创伤努力抗争的过程中没有多少获益或没有得到成长，这当然也是应该被大家所接受的。

故事 3. 一个创伤后成功的例子

说到创伤后成功就常会引用 Frankl（1963，p.178）的例子，"最重要的是我们对待苦难的态度"。他在书中讲述了自己被关押在德国集中营的日子，在那里，不相信自己还能再活着出去的囚犯就注定会死去。Frankl 写到过一个小插曲，他饥寒交迫，正夹在囚犯队列里蹒跚着走在干苦力的路上，有那么一个时刻，他意识到自己正在思考其他的东西：他看见自己正站在大礼堂的舞台上给大家做一场关于集中营系统的心理学演讲。他用这种方式成功地让自己置身事外，并能够将正在遭受的苦难看成好似已经过去了一般，他对未来的关注将他拯救于水火，他所想象的未来场景最终成为现实，战后他确实前往各地成功举办了很多场巡回演讲。Frankl 在"意义疗法"（logotherapy）中阐释了苦难的意义就是复原，窍门在于尽可能掌控我们生命中遇到的挑战。

Dolan（1998）指出，克服虐待、丧失或其他创伤的直接影响以及将自身视为幸存者而非受害者，这些都是有用的方法，但最终都不足以帮助人们完全恢复生活的能力，即像原本那样红红火火、美滋滋地充实度日。停留在幸存者阶段的人会继续以幸存者的框框去看待生活，而不再如之前那样享受周围世界毫无阻碍的景象。所有的体验都要被加以评估，而评估的依据就是他们对以往事件的影响如何进行归类、区分、缓和或叠加。这削弱了个体全然体验和享受生活的能力，也使得很多把自己划分为幸存者的人感到生活单调无趣和出现抑郁的问题。除了受害者和幸存者，还可以增加第三种定位，就是作为成长者（thriver）。这意味着这个人不再被创伤所定义，而只是让创伤成为自己的一部分。

儿童及其家庭的创伤后成功的概念也在文献中有具体阐述（Bannink，2014b）。

下一章我们将会细致地讲讲焦点解决短程治疗，还有许多居于 SFBT 核心地位的 SF 问句。

第二章

焦点解决短程治疗

概　述

焦点解决短程治疗帮助来访者发展出更加美好的未来愿景，以及为了使愿景成真可以采取的步骤。本章中，我们先为大家介绍一下 SFBT，之后再就其理论、历史沿革、适应证及研究加以阐释。

SF 问句处于 SFBT 的核心：其邀请来访者以不同的方式进行思考，留意那些积极的不同之处，并且帮助来访者在生活中实现想要的改变。本章会为大家呈现焦点解决的四个基本问句。

焦点解决短程治疗

SFBT 将一系列的方法和工具进行实际运用，最恰当的描述可能就是"以最短路线找到有效方法"。如果有用（变得更好），那就多做；如果没用，那就做点别的。SFBT 的本质是非学术的，其追求的就是找到"什么才是当前背景下对来访者此时此刻有用的东西"。其强调的是建构解决方案，而不是像传统心理治疗那样强调对问题的分析。SFBT 并不主张解决人们的问题或者治愈人们的心理障碍，而是主张帮助来访者实现他们想要的未来，这样一来，对问题的分类和诊断往往就变得无关紧要了。当然，随着来访者的未来愿景的实现，他们的问题可能会（也可能不会）随之消失（Bannink & Jackson，2011）。

SFBT 的目标是协助来访者发展出一幅关于更满意的未来的心理图像，并且指导来访者和治疗师双方都能对其所拥有的优势及资源有更深刻的觉察，而来访者可以运用这些优势及资源将自己的想象转变为现实（De Jong & Berg，2002）。SFBT 是一种基于能力的取向，会最大限度地减少对过往失败和问题的强调，相反，它更加关注来访者的优势、之前的成功和例外（例外是指那些问题本来可能出现但却没出现的时候）。在构建解决之道的过程中，来访者被视为自己生命的专家。

SF 治疗师总是会在塞满问题的会话中聆听切入的机会。这些机会可以是来访者说到生活里想要有什么不同，可以是例外情况，可以是来访者的能力和资源，以及谁或什么会对来访者接下来的行动有帮助。

来访者的解决方案不一定要和确认的问题相关。治疗师鼓励他们去寻找有用的东西，并且增加那些有用行为的频率。将关注点从对现状的不满意重新指向一个积极的目标以及开始沿着新方向一步步实施下去，往往就会带来改善。这个关注点的转换需要三个步骤：

1. 承认问题（"这对你一定很难"）。

2. 提出改变的愿望（"那么我猜你想要事情有所不同……"）。

3. 询问期待的未来（"你想要事情有怎样的不同？"）。

SFBT 是以**社会建构主义**为基础的。该理论声称个体对于"何为真实"的概念——包括他／她对于问题本质、能力及可能的解决方案的感觉——是通过日常生活中与他人的交流才得以建构的。人们是在与他人交流时对事件赋予意义的，语言在这个过程中起着核心作用。感知和定义的转变都是在社会的参照框架之下发生的，赋予意义并非一种孤立的活动。个体在其所生活的社会的影响下调整自己赋予意义的方式。

社会建构主义的观点可以用来查验治疗师以及和他们的会话是如何帮助来访者创造一个崭新现实的。来访者做出改变的能力和他们开始以不同视角看待事物的能力是相关联的。这种对现实的感知及定义的转变是在 SF 会话中发生的，特别是会话内容是关于想要的未来和例外的时候。SF 问句详细地描绘出了来访者的目标和解决方案，而这些都是已经存在于他们生活里的。

De Shazer、Berg 及同事们于 20 世纪 80 年代发展出了 SFBT，他们扩展了 Watzlawick、Weaklan 和 Fisch（1974）的研究结果，这些焦点解决的前辈们发现，往往是那些尝试未果的方法使问题持续存在，而且不一定（总是）非要对问题追根溯源。De Shazer（1985）的主张包括：

- 发展出的解决方案不一定是和问题有关的。对问题的分析无助于找到解决方案，对问题的例外情况进行分析反而有用。
- 来访者是专家。由他们决定目标以及实现目标的路径。
- 不破不补。来访者已有的那些积极觉察就不要再干涉了。
- 如果有用，就继续用，哪怕那东西和我们期望的不一样。
- 如果没用，就做点别的。没用的东西重复再多也还是没用。

他们发现，心理治疗师的三类行为会使来访者谈论解决方案、改变和资源的可能性增至四倍：

1. 引导提问："如果不想看到问题，那么你想要看到什么呢？"

2. 关于细节的提问："你具体做了什么不一样的事情？"

3. 口头奖励（赞美）和提出能力问句："你是怎么做到让自己今天来到这里的？"

SFBT 适用于几乎所有的工作环境，既可以作为单一疗法，亦可与聚焦问题的疗法相结合。根据问题的性质，可以先选择聚焦于问题的取向（比如药物疗法），同时补充使用 SFBT 往往会很有效。治疗结果若想获得成功，治疗师的态度、对目标构想的关注，以及利用来访者及周遭环境所拥有的那些常常让人惊掉下巴的巨大能力，这些都是关键要素。SFBT 也适用于处理与成瘾相关的问题，因为 SFBT 有相当多的注意力都集中在了来访者改变自身行为的动机上。

SFBT 也能用于慢性和严重的精神疾病吗？答案是也适用。总是有人可以竭尽所能地脱离慢性和 / 或严重精神疾病的摆布，重拾自己的生活和身份。O'Hanlon 和 Rowan（2003，p.ix）指出：

随着时间的推移，我们越来越相信，传统的病理学语言、标签、信念体系和治疗方法可以抑制积极的改变。事实上，来自治疗环境、治疗师、家庭成员和来访者本人的无意识及不幸的暗示都可能导致令人绝望的局面。治疗无意间引起的医源性气馁通常是由对人类观念和行为的令人遗憾的看法所导致的。

生物学治疗似乎就是严格聚焦在问题上的。尽管如此，如果来访者能抱有"抑郁是会消失的"这样一种念头，或者他们变得（用积极的术语来说）"精力充沛、积极主动、轻松自在"，那么情况还是会不一样。在药物治疗时运用 SF 的方法工作，可有以下几个组成部分：鼓励来访者做出细节化的描述，包括自己康复的第一个迹象会是什么；假设药物起效了会怎样；以及身体康复是如何进一步显现出来的。来访者会被问到自己能在药物起效的基础上额外多做些什么；或是被问到他们能做些什么，使药物在帮助自己摆脱困境时能发挥出最大药效。

故事 4. 被毒箭射中

如果有一个人被毒箭射中后这样说："在明确查出这支箭是谁造的、从哪来、怎么射出的之前，不要拔出毒箭。"那么这个人的死就不可避免了。

SFBT 不需要进行详细的诊断。"治疗师即使在不了解前情细节的状况下也可以进行干预以引发改变。"（De Shazer，1985，p.119）治疗师可以选择当即开始治疗，必要时也可在后期再去关注诊断部分。重度精神障碍或疑似精神障碍需要进行全面诊断，因为像追踪潜在的器质性病变这种问题，是会对治疗有直接影响的。

在进行第一次或者后续会谈的过程里，我们自然而然就会清楚是否有必要做进一步的诊断了。比如来访者的状况是否有肉眼可见的恶化，或者治疗是否没有取得积极的结果。我们可以认为**分级诊断**（stepped diagnosis）是和**分级护理**（stepped care）类似的东西（Bakker，Bannink，& Macdonald，2010）。Duncan（2010）也指出，与医学治疗不同，对心理治疗来说，以诊断作为心理治疗的起点是不明智的。心理诊断与治疗结果或住院长短都不相关，而且"渡渡鸟裁决"（dodo verdict）（所有的心理疗法几乎没有差异，也都获得了认可）无法对找到解决问题的最佳方法提供可靠的指导。与此同时，诊断不应成为一种标签，而应成为一种支持，使得来访者可以充分发掘出自己的潜能。

有没有可能在还没有和来访者具体讨论问题的情况下就把问题解决了呢？答案是：有可能。治疗师只要说一句"假设有一种解决方案"，然后邀请来访者对下列问题自问自答即可：

- "这个解决方案会给我的生活带来怎样的不同？以及会给我

的重要他人带来怎样的不同？"

- "我会有些什么不一样的做法（和／或想法及感觉）？"

- "谁会第一个注意到这些变化？"

- "如果解决方案起效了，那么出现的第一个微小迹象会是
  什么？"

- "谁是最不觉得惊讶的？"

- "还有什么也会变好？"

练习 1. 没必要搞明白具体问题

找一位同事一起练习，在核查目标和解决方案时没必要非得
知道问题是什么。对方说："对于这个问题，我感到太难以启齿了，
但我现在又需要帮助，因为我不能再这样继续下去了！"你回应说：
"假设有了解决方案，那会让你有什么不同呢？"（或者回应："你
如何能得知问题已经被解决了呢？"或者回应："那如何能帮到
你？"）或者向对方询问上面列举出来的问句。

SFBT 在危机干预的时候往往很有用。有限的时间里来不及去
做精细的诊断，处于危机中的来访者可以通过对个人能力重拾自
信，从这种面向未来的方法中受益。治疗师可以考虑这样问："你
怎么想办法让自己坚持下去的？"或者像这样问："在过去的几周

里，什么对你有帮助，哪怕只是一点点帮助？"通常情况下，来访者都会对治疗师拱手相让（"你来告诉我应该怎么做"）——而 SFBT 可以避免这样的陷阱。

时至今日，SF 流派已经被成功地运用在心理治疗、教练、冲突管理、领导力领域以及教育界和体育界。关于 SF 流派如何帮助危机中的幸存者，很多学者都已对此著书立说，他们是 Bannink（2014b）、Dolan（1991，1998）、Furman（1998）、Henden（2011）、O'Hanlon 和 Bertolino（1998）。

SFBT 立足于 20 多年的理论发展、临床实践和实证研究。Franklin、Trepper、Gingerich 和 McCollum（2012）指出，SFBT 是一种循证形式的心理治疗，想了解 SFBT 的循证实践也可以参考 Macdonald（2011）的专著。对研究结果的元分析综述显示，SFBT 对广大群体的各种广泛议题都有小到中度的积极疗效。在最近那些设计优良的研究中，SFBT 被拿来与那些已经获得认可的治疗方法比较，结果显示它有和其他循证方法同等的效果，但起效的时间更短、治疗成本更低。Gingerich 和 Peterson（2013）回顾了以往的 43 项研究，其中有 32 项研究（74%）都报告从 SFBT 中获得了显著的积极效益。有 10 项研究（23%）报告 SFBT 呈现出积极的趋势。最强有力的有效性证据来自成年群体的抑郁症治疗，有 4 项独立研究将 SFBT 和那些已获得广泛认可的替代疗法做对比，有 3 项研究检验了治疗的时长，结果全都发现，相比心理治疗的其他形式，SFBT 的疗程更短。这些研究证明了 SFBT 对各种行为和心理问题的治疗都是有效的，此外，它还比传统心理疗法的疗程更短，从而也就花费更少。

问题导向谈话还是解决导向谈话

SF 治疗师会在会谈中运用**操作性条件反射**的原则。操作性条件反射通过强化和惩罚来改变行为。只要有可能，SF 治疗师就要对**解决导向谈话**（solutions-talk）给予积极的强化，而对**问题导向谈话**（problem-talk）给予消极的惩罚（解决导向谈话是指围绕着目标、例外、可能性、能力和资源的会话，问题导向谈话是指围绕着问题、原因、不可能和弱点的会话）。这并不是说来访者不能谈论问题或者 SFBT 一涉及问题就"大惊失色"，而是说心理治疗师会带着一份尊重聆听来访者的故事，但却不会深究所呈现问题的任何细节，所以也就不会强化问题导向谈话。（见表 2.1）

表 2.1 问题导向谈话和解决导向谈话的区别

问题导向谈话	解决导向谈话
会谈围绕着来访者的问题、他们不想要的东西、问题产生的原因、消极情绪、不利条件、缺陷、风险、失败以及不想要的 / 害怕的未来	会谈围绕着来访者想要的东西、例外、积极情绪、有利条件、优势和资源、机会、成功以及乐见的未来

练习 2. 增加解决导向谈话的比例

治疗时，你在解决导向谈话上所花的时间占多少百分比呢？包括询问来访者想要的未来、他们的优势、他们的成功以及在生活中有用的部分。能占到 10%、20% 还是 50%？或者 0%？假设你是来访者，你想让你的治疗师怎么分配心理治疗的时间呢？你愿意谈一谈自己的优势、自己的成功经验和解决办法吗？你很可能是愿意的！所以何不把你花在解决导向谈话上的时间占比增加 10 个百分点呢（比如你原来花 10% 的时间进行解决导向谈话，那现在增加到 20%）？

焦点解决问句

你得到的答案取决于你提出的问题。SF 治疗师的工具箱中有很大一部分是由焦点解决问句构成的，这些问句处于 SFBT 的核心位置。这些问句邀请来访者思考转变并且帮助他们实现生命里想要的改变。用 SF 问句提问并不是为了收集信息以便治疗师成为来访者生命的专家。相反，这些问句在邀请来访者从不同的角度思考，邀请他们去留意那些积极的变化，从而帮助来访者在被卡住的时候取得进步。

SF 治疗师所抱持的是一种**未知的态度**（not knowing）。他们允许自己从来访者那里和其成长背景中获得指导，因为成长背景也可能造成来访者的解决方案各不相同。这种态度的另一个方面则是**身后一步的引导**（leading from one step behind）。打个比方来说，治疗师站在其来访者的身后，提出 SF 问句时轻拍来访者的肩膀，邀请他们去看看自己想要的未来，以及为了实现那样的未来而去畅想各种丰富的可能性。

治疗师通过 SF 问句让来访者对最微小的改善迹象进行描述，并鼓励他们将这些最微小、最容易达成的进步坚持下去。这就使来访者以一种安全的、循序渐进的方式体验到自己对问题的控制，而不会因为自己尚未准备好的任务而变得担心、害怕或者觉得不知所措。这些微小的变化为之后取得越来越巨大的改变铺平了道路。由于 SF 问句已经暗中创造了一种有希望的语境，所以它能够有效地鼓励来访者参与进来并且制订出自己的治疗计划（Dolan，1991）。

练习 3. 更有用的问句

自己想一个典型的问题情境，然后把你会问自己的典型问句写下来，再仔细琢磨一下，这样的问法是让你感觉更好了还是更糟了？这样的问法能助你一臂之力去往自己想要的方向吗？还是仅仅给了自己一个让自己困于其中或无法改变的解释？如果你的问句并没有帮到自己，那就去找找更有用的问句。

SF问句不同于封闭式问句：封闭式问句趋向于缩小来访者的关注点，而开放式问句趋向于拓宽来访者的知觉场域。开放式问句更有可能聚焦在来访者的参考框架上。举个封闭式问句的例子："你搞定了吗？"而开放式问句是"你是怎么搞定的？"开放式问句邀请来访者尽可能多地反思，然后给出答案，而不是仅仅回复"是"或"不是"。"怎么做的""做了什么""谁做的""在哪里做的""什么时候做的"这些问法都是开放式问句常用的。但"为什么做"不属于SFBT的问句，因为问"为什么"容易引出对问题可能的潜在原因的分析，从而让人有评判或对抗的感觉。

对话的微观分析（microanalysis of dialogue）（Bavelas，Coates，& Johnson，2000）旨在对治疗师和来访者间可观察到的对话序列做出详细且可重复的检验。在分析对话录像时会用到两种工具：**形塑分析**（analysis of formulations）和**问句分析**（analysis of questions）[也就是对问句如何起到治疗性干预的功能（有意为之或无意为之）进行分析（见本套书的焦虑分册）]。治疗师在每次会谈中都做了什么，以及语言的共同建构的性质在对话中是何等重要——微观分析通过提供这些证据，就能够补足理论研究的结果。

共同建构一段对话可以被比作治疗师与来访者间的一段双人舞或二重唱。以下这些对语言的字斟句酌都体现出了 SF 的理念：

- 把"如果"换成"当"：把"如果我克服这个创伤，我就能做我想做的事情了"换成"当我克服了这个创伤，我就能做我想做的事情了"。
- 把"不能"换成"暂时没能"：把"我不能把过去抛诸脑后"换成"我暂时没能把过去抛诸脑后"。
- 把问题从内部的变为外部的：把"我很抑郁"换成"抑郁来找我已经有一段时日了"；把"我是个消极的人"换成"消极经常对我说话，而大多数情况下，我是听它说的"。
- 在谈论问题时使用过去时态，而在谈论来访者想要生活中出现的不同时使用将来时态：把"我永远也不会忘记发生在我身上的事"换成"到目前为止我还没能忘记那些发生在我身上的事，当我能忘记的时候，我的生活又会有什么不同呢？"

练习 4. 开场问句

你会用什么样的提问来作为第一次的开场呢？你是更倾向于聚焦问题的问句（"你有什么问题？"或"困扰你的是什么？"），还是会选择中性的问句（"是什么让你来这求助的？"）？你是问一个暗示自己会全力以赴的问句（"我能帮你做点什么吗？"），还是会问一个 SF 问句（"你想要生活有什么不一样？"或"你想用什么来代替这个问题？"又或者"我们什么时候就可以不用再见面了？"）？试试所有可能的问法，并且留意来访者的不同反应，以及不同的会谈氛围。

四个基本的 SF 问句

在开始心理治疗的时候或者每次会谈开头，都可以运用 SF 四大基本问句：

1. "你最希望的是什么？"

2. "那会带来什么不同？"

3. "什么是有用的？"

4. "接下来的一个进步的迹象会是什么？"或者"你下一步会

做什么？"

SF 第一个基本问句是："你最希望的是什么？"

在诸多态度、情绪、想法、信念和激励因素中，希望感是最强有力的一个。它对人类而言是至关重要的；它使人类得以生存至今，让人能一大早就从床上一跃而起。哪怕是在严峻的逆境中，希望也在推动着我们持续前行。当世界对我们嚷嚷着"放弃"的时候，是希望对着我们耳边轻语"你还可以再试试"。

在治疗中向来访者提供这样一种愿景是很重要的，那就是改变是有可能的，而且有更好的方式来应对该处境。SFBT 就与这样的价值观完美适配，因为解决方案的构建就是通过询问来访者的最大的希望以及这些希望会带来哪些不一样来发展出明确目标的。这些 SF 问句会鼓励来访者发展出充满自己未来生活细节的愿景，而这个愿景又培植了希望和动力，促进了自我决定。SFBT 反对任何给来访者带来不切实际的希望的倾向，是来访者自己描绘出改变的愿景，并且作为了解自己处境的专家，去明晰自己最想要的未来中哪些部分能够实现，哪些部分无法实现。

询问希望和询问治疗期待是不一样的。"你对心理治疗的期待是什么？"这个问法是在邀请来访者指望治疗师给予自己问题的解决方案。

SF 第二个基本问句是："那会带来什么不同？"

这是在邀请来访者用积极的、具体的、现实的方式来描述自己最想要的未来。来访者将会如何反应？以及互动会有怎样的不同？他们的生活会变得多么不一样？他们要做些什么不一样的事才可以让别人知道他们实现了自己想要的未来？通常情况下，在来访者所描述的那些最想要的未来场景里，最初导致他们来做心理治疗的问题都已经不存在了，即使问题还在，对他们也不再构成那么大的困扰了。

De Shazer（1991）指出，差异本身就是治疗师和来访者的一个重要工具。就其自身而言，差异并不会自发就起作用，差异只有被识别出来才能发挥作用。"如果你最大的希望实现了，那会有什么不一样？""你的生活会有怎样的不同？""你会有什么不一样的做法吗？""你和他人的关系又会有什么不同呢？"

寻找例外是询问差异的另外一种方式。"当问题变得（或已经）没那么严重时，有什么会（或已经）不一样？你在做（或已经做了）什么不一样的吗？别人在做（或已经做了）什么不一样的吗？"或者"你什么时候能看到（或已经看到了）未来的一丝曙光？"这能揭示出在情况变好时是什么在起效，曾经有用的东西也可以重新再被使用。此外，**量尺问句**（scaling questions）也可以帮助我们发现那些积极的差异，在询问有关进步、希望、动机和信心的时候都可以使用量尺问句（见第六章）。

练习 5. 假设事情能够改变

邀请来访者思考自己想要看到的改变，然后问他们："假设事情能够改变，那会带来什么不同？""还有什么会不同？""还有吗？"看看来访者最终可以想到多少改变，结果会比你或来访者想象中的还要多 [这叫作**向上箭头技术**（upward arrow technique），是从 CBT 的**向下箭头技术**（downward arrow technique）对应而来的（Bannink，2012a）]。

案例 2. 那会有什么不一样？

一名遭受过性虐待的来访者说自己如果能睡得更好一点、不再做噩梦，那么她可能就会更快乐。治疗师问她："当你能睡得更好了，那会有什么不一样呢？"这位女士回答说她可能会觉得身体更健康了，她就会慢慢地开始相信不被打扰的良好睡眠是有可能的了。

于是治疗师问她感觉更好一点和有了一点希望会让生活有什么不同，她回答说自己就会更多地外出，可能也会更好地对待孩子和丈夫。通过这些问句，来访者的未来愿景就被进一步放大了，而这又会增强她对更美好生活的希望感。

第三个 SF 基本问句是："什么是有用的？"

治疗师可以通过询问**治疗前的改变**来开启治疗（见第四章）。大多数来访者在见治疗师之前就已经尝试过其他办法了，我们通常认为来访者的改变是从治疗师着手帮助其处理问题时才开始的，但其实改变正发生在每位来访者的生活里。不问不报告，一问才知道，有三分之二的来访者都说自己从预约到来第一次会谈的这段时间里，已经有了积极的改变（Weiner-Davis, de Shazer, & Gingerich，1987）。探索治疗前的改变常常能挖到有用的新信息。当来访者报告情况变好了时，哪怕只好一点点，治疗师都可以使用能力问句："你是怎么做到的？""你是怎么下决心这样做的？""从哪冒出这么好的主意的？"

例外问句经常被用于发现什么才是有用的（见第六章）。这些问句对很多来访者（以及治疗师）都很新鲜，因为他们更习惯那些聚焦于问题的问句。"例外"可以说是解决方案的关键，所以在被问及那些例外时，他们可能是第一次注意到，原来还有那些例外存在着。解决方案往往是从以前没意识到的、积极的差异中建构出来的。治疗师先要探索到这些例外，然后才能对来访者已经做出的所有努力给予赞美。

这里可以加入量尺问句："如果在一把量尺上，10 分代表你达成了自己的未来目标，0 分代表你打电话预约心理治疗时的状态，你觉得自己现在在几分的位置？"（见第六章）

第四个 SF 基本问句是："接下来的一个进步的迹象会是什么？"或者"你下一步会做什么？"

通过询问**"你下一步会做什么？"**治疗师邀请来访者——可能是第一次——实实在在地想想自己为了改善处境能做些什么，而不是坐等别人或治疗师来为自己提供解决方案。

只有当来访者想要或者需要在量尺上更进一步时，我们才使用这个问句。如果来访者目前的状态已经是当下可能达到的最好状态了，那么我们可以通过询问其怎样可以维持这种状态来继续对话。询问接下来的进步迹象是一个开放式问句，回答可以是关于任何人、要做什么、何时会做的。进步的迹象还可以是来访者即使没有采取行动但也发生了的事情。SFBT 并没有死盯着来访者的内在生命和问题产生的原因，而是邀请来访者付诸行动。

我们可以将这四大基本问句视作 SF 的**万能钥匙**：可以打开很多不同的锁。你在使用这把钥匙之前并不一定非要研究、分析每一把锁（也就是分析每一个问题）。对轴 Ⅰ 障碍和轴 Ⅱ 障碍，包括 PTSD 在内，都可以用这把万能钥匙。

Grant 和 O'Conner（2010）对比了聚焦问题和聚焦解决方案这两种问句在心理教练工作中的不同效果。他们发现聚焦问题的问句（比如"你的问题是什么？"或者"什么困扰着你？"这样的问句）可以减少消极情感并增强自我效能感，但没有增加对于问题本质的理解或增强积极情感。而 SF 问句既可以增加积极情感，还能减少消极情感，并且自我效能感连同对问题本质的觉察和理解都得到了增强。

案例 3. 从未来回到当下开展工作

SFBT 从未来回到当下开展工作。有诸多 PTSD 症状的来访者被邀请思考以下问题：

- "假设我完全康复了，那是什么帮助我从之前的经历中恢复的？"

- "我是怎么鼓起勇气做这些的？"

- "是什么让我有了做出这些改变的优势？"

- "对于我的完全康复，我生命中的重要他人（伴侣、朋友、同事）会怎么说呢？"

● "他们会觉得是什么帮助我恢复的？"

故事 5. 被打碎的花瓶

在和创伤幸存者的工作中常常使用"被打碎的花瓶"（shattered vase）这个隐喻。创伤后成长就包括了对那个以前被视为理所当然的、现在已经支离破碎的世界进行重建。

想象一下，有一天你意外地把一个珍贵的花瓶打翻在地，花瓶摔成了碎片。你怎么办呢？你是会把花瓶照着原样拼回去，还是就当作没有这个花瓶一样扫起碎片扔进垃圾箱？或者你会挑拣其中漂亮的彩色碎片再利用一下，比如改造成五颜六色的马赛克手工？当逆境来袭，人们往往会感到他们看待世界的观点、对自己的感觉、各种人际关系（或至少是其中的一部分）被打碎了。那些试图把生活恢复得和以前一模一样的人还是很容易受伤，还是会脆弱不堪。可是那些能接受破裂的事实并且重建全新自我的人，则会变得更有弹性，更能接受新的生活方式。

这些变化不一定意味着人们对之前经历的事、体验过的悲伤或其他痛苦的记忆释怀了。这只意味着他们的生命因此际遇而变得更有意义了。

本章的 SF 问句

1. "你希望事情有怎样的不同呢？"

2. "你具体做了什么不一样的事情？"

3. "假如有了解决办法，那会让你的生活以及重要他人的生活有什么不一样呢？你会做些（想到和／或感到）什么不一样的？谁会最先注意到呢？解决办法开始起效的第一个微小的迹象会是什么？谁会是最不感到惊讶的？还有什么会变得更好？"

4. "在过去的几周里，什么对你有帮助，哪怕只是一点点帮助？"

5. "我们什么时候就可以停止治疗了？"

6. "你最希望的是什么？那会带来什么不同？"

7. "什么是有用的？"

8. "接下来的一个进步的迹象会是什么？"或"你下一步会做什么？"

9. "如果你最大的希望实现了，那会有什么不一样？你的生活会有怎样的不同？你会有什么不一样的做法吗？你和他人的关系又会有什么不同呢？他们的反应会有什么不同？"

10. "当问题变得（或已经）没那么严重时，有什么会（或已经）不一样？你在做（或已经做了）什么不一样的吗？别人在做（或已经做了）

什么不一样的吗？"

11. "你什么时候能看到（或已经看到了）未来的一丝曙光？"

12. "假设事情能够改变，那会带来什么不同？还有什么会不同？还有吗？"

13. "你是怎么做到的？你是怎么下决心这样做的？从哪冒出这么好的主意的？"

14. "如果在一把量尺上，10 分代表你达成了自己的未来目标，0 分代表你打电话预约心理治疗时的状态，你觉得自己现在在几分的位置？"（后续使用量尺问句。）

下一章我们将一起看看 SF 取向和其他几个传统的治疗取向是如何处理创伤的，并将概述这些取向间的差异，在帮助来访者活下去以及健康成长的过程中，传统取向和 SF 取向是可以兼容并包的。

第三章

创伤的治疗取向

概　述

本章先向大家简要介绍几种聚焦问题的创伤治疗，再介绍一下 SF 创伤治疗。在心理学和精神病学领域里，有一种虽然缓慢但是确定存在的转变非常令人瞩目，那就是从关注缺陷转向了关注资源。本章将对这两种范式之间的差异做个概览。传统取向和 SF 取向也可以联手助益来访者的生存和成长。

创伤治疗的传统取向

大多数心理治疗的模型仍然沿用的是病理学模型。它们的目标是运用问题解决的范式来缓解痛苦。这些模型中包括精神分析疗法、以来访者为中心疗法以及认知行为疗法（CBT）。但 CBT

的关注点近来有了明显转变，Beck（2011）也强调了 CBT 中的积极部分。她表示大多数来访者，特别是那些患有抑郁症的人，容易对消极的部分过度关注。他们对积极数据的加工有困难，这导致他们发展出了一种扭曲的现实感。要想抵消抑郁的这一特征，治疗师就要帮助来访者把注意力集中到积极的部分。根据 Beck 的观点，来访者会被邀请做以下这些：

- 在治疗的评估阶段（作者注：个人觉得这个阶段有点晚了）引出他们自身的优势（"我有哪些优势和积极品质？"）。

- 找到之前一周的积极数据（"从我上次做治疗到现在，有什么好事儿发生吗？"）。

- 寻找与其消极的自动化思维和信念相反的数据（"有什么积极的证据可以证明我的想法也许不是真的？"）。

- 找一找积极数据（"这说明了我的什么？"）。

- 记录他们自身积极应对的例子。

不仅如此，治疗联盟还应向来访者展示出，治疗师将来访者视为有价值的人。治疗师可以给来访者布置家庭作业以协助他们体验到欣快感和成就感。

Bannink（2012a，2014a）发展出了一种新形式的 CBT，她称之为**积极认知行为疗法**，即积极 CBT。在这种方法中，SFBT、积极心理学和传统的 CBT 都被整合在了一起。举例来说，在积极 CBT 中，对功能行为的分析是要看问题的例外情况，而不是看问题本身。监测技术也是用来监测例外情况的，并且向下箭头技术也被替换为向上箭头技术了。前者关注的是既定情境下支撑消极反应的信念，而后者关注的是支撑积极反应和问题的例外情况的信念。

眼动脱敏与再处理技术（EMDR）（Shapiro，2001）的目标是处理创伤性记忆，减少其影响，并让来访者发展出更多适应性的应对机制。EMDR 运用结构化的八阶段法将之前没有被正常存储起来的创伤性记忆按照过去、现在和将来的不同方面进行处理。

意象重构（imagery rescripting，ImRs）是通过改变一个痛苦的意象来改变与之关联的消极思维、感受和 / 或者行为。Arntz 和 Weertman（1999）介绍了将 ImRs 运用在梦魇、创伤后应激障碍、丧亲、侵入性图像和进食障碍的治疗上。ImRs 不仅可以用来解决问题，还可以帮助来访者发展出对自身的积极看法，以及促进自我决定与提高幸福感。

意象可能是积极的也可能是消极的。从聚焦问题的视角来看，消极的意象可以被移除或转化，而从聚焦解决方案的视角来看，积极的意象可以被创造或增强。举个例子，Vasquez 和 Buehler（2007）发现，想象未来的成功就会增强人们实现它的动力。对未来的积极图景可以促进自己当下的行动，因为这个图景帮助人们清楚明确地表达出了自己的目标，从而发展了让目标得以实现的行为。因此，这种对未来之事进行想象的行为不仅能让这些事看起来更有可能发生，而且有助于其真的实现。

基于正念的认知疗法（mindfulness-based cognitive therapy，MBCT）结合了植根于佛教的冥想与西方的 CBT，它帮助我们在集中注意力、减少自动化反应的同时，增加了一种宽广、开放的意识。正念是指我们专注于每时每刻体验的变化，无论这种体验是开心的、不开心的还是中性的。

同情聚焦疗法（compassion-focused therapy，CFT）致力于发展以关爱与亲和力为重心的动机、注意力、情绪、行为和思维。其技术包括运用意象、构建富有同情心的自我，以及运用富有同情心的自我去努力解决个人困境的方方面面。我们举一个富有同情心的改写例子，在训练来访者运用富有同情心的自我来处理一个困难的记忆时，先观看所呈现的场景，并让自己处于同情的立场上，然后慢慢地，通过富有同情心的自我，他们可能会将新的事物（比如助人者）带入这个场景，并且想要把自己的大结局改写一下（Brewin et al.，2009； Gilbert，2010）。

接纳承诺疗法（acceptance and commitment therapy，ACT）教来访者去注意、接纳并拥抱创伤性经历（Hayes，Strosahl，& Wilson，2003）。ACT的前提是心理上的痛苦通常是由经验性回避、认知纠缠和由此产生的心理僵化造成的，而这又导致其无法采取与核心价值观一致的必要措施。

积极心理学（positive psychology，PP）是一门主要关注于理解人类的积极思维、感受和行为的学科，是一门系统理解心理现象的经验性学科，也是一门创建了自有干预措施的应用学科。积极心理学的一系列研究对象包括：乐观、希望、自我效能、自尊、积极情绪、心流、幸福和感恩。

积极心理学是关于"什么让我们值得活下去"以及"什么使个人和社群生生不息"的研究，是对使个体、关系和工作实现最优功能的条件及过程的研究（Bannink，2009a，2012b）。积极心理学体现了专业人员的种种努力，他们通过在缺陷之外看到优势所在，以及在应激源之外看到环境中蕴含的资源，来帮助人们优化人类功能。其对心理健康的研究不同于长期以来将兴趣集中在精神疾病及其流行程度和治疗矫正的主流研究，而是与其形成了互补之势（Keyes & Lopez，2005）。Bannink 和 Jackson（2011）曾对

PP 和 SFBT 之间的比较进行过介绍。

创伤治疗的焦点解决取向

医学上的疾病通常都是以缺陷作为特征的，其治疗也是直接或间接地以这个缺陷为靶子，这样病人就被治好了或者至少不再被那个缺陷所妨碍。精神病的历史也一直被类似的"缺陷为重"所主导。由此发展出来的治疗方法也是将假定的缺陷加以消除或改良，哪怕对这些缺陷的具体性质的假设往往只是推测而来。这样一种对缺陷的关注既被用在了药物治疗上，也被用在了心理治疗上，比如精神分析或者 CBT，都是旨在解决潜在冲突或者改变适应不良的思维与行为。这种对缺陷的关注有很多局限性，举个例子，这样可能会增强来访者的消极意象，还会降低他们的控制感，使他们沦为需要专家照料的被动接受者。更重要的是，这种对缺陷的关注使得自 20 世纪 80 年代以来的精神病学研究，在开发更加有效的治疗方法上，充其量也只是取得了有限的进展（Priebe，Omer，Giacco，& Slade，2014）。

然而并非所有治疗模式都是以缺陷为靶子的。相反，有很多模式都旨在挖掘来访者的优势并利用他们积极的个人和社会资源。不仅如此，40年的心理治疗研究结果还为在改变过程中赋予来访者特权提供了强有力的实验证据（Meller et al.，1997）。并不是治疗师使治疗有效果，而是来访者自己使治疗起效的。因此，治疗应该围绕着来访者的资源、知觉、经验和想法来组织。取得成功结果的最有效因素是来访者自己及其想要改变的倾向，而这个最有效的因素却在传统心理治疗的医学模式中被排除在外了。

心理治疗中的问题解决模式和现代医学一样，都假设在问题和解决方案之间有必然的联系。这一假设就奠定了此领域所强调的干预前必评估的基础。然而，De Shazer（1985）和Bakker、Bannink、Macdonald（2010）都认为没必要从对问题的评估着手治疗。如前所述，SFBT的目标是帮助来访者具体描画出想要的未来愿景，并指导来访者和治疗师更深入地觉知优势和资源，而那些优势和资源都是来访者在愿景转化为现实的过程中能用上的。O'Hanlon（1999）对于创伤的处理给出了SF的指导方针。首先，治疗师应弄清楚来访者想从治疗中获得什么，以及他们如何能得知治疗成功了。治疗师应确定来访者是安全的：不会自杀也不会杀别人，没有其他潜在的隐患。指导方针的另一条是，治疗师不需要假定来访者总是要处理创伤性记忆；从SF的观点来看，每个个案都是不同的。治疗师应寻找优势和资源，其关注点应着重放在来访者是如何从那些创伤经历中熬过来的，以及他们自那之后为了应对、生存和成长（如果有的话）都做了些什么。他们应寻找来访者曾经有过或现在拥有的那些滋养人的、健康的人际关系和行为榜样，也要寻找来访者在其他领域里还有哪些已经掌握的技能。来访者应该有机会告诉治疗师自己是如何一边忍受着创伤的后遗症，一边还能停止破坏性的冲动行为，并来预约心理治疗的。来访者的每一部分经验都应该得到确认和支持。治疗师不应给人留下一种"来访者的未来被创伤所决定"的印象。来访者自己产生的或者从别人嘴里接收到的自我责备或站不住脚的身份故事，也应该在心理治疗时加以挑战并重写（见第七章）。

在该模式中，**暴露疗法**（exposure therapy）可能是个有价值的补充（比如，当来访者觉得暴露疗法会有助于自己像治疗师所建议的那样举步前行时，或者来访者自己选择要直面痛苦时），但不是必要条件。

练习 6. 建立幸福感的三个问句

以下三个问句是邀请来访者建立幸福感的（Isebaert，2007）。考虑到来访者所经历的负性事件，他们可能没那么容易找到让自己感觉良好的事物，但仍然可以通过每天结束时重复这个练习并坚持几周甚至几个月而受益。

1. "今天我做了什么让自己感觉良好的事情？"

2. "别人做了什么让我高兴的事情？我的反应有可能让对方再次做出类似的事吗？"

3. "我还看到、听到、感受到、闻到或者尝到了什么喜欢的东西吗？"

以下这些 SF 问句是邀请来访者思考自己在创伤性经历中如何应对的：

- "我是怎么得以应对所发生的事情的？"
- "我是怎么做到至少在一定程度上控制住局面的？"
- "我做了什么来管住自己的情绪？"
- "在那样的处境中有哪一个小方面是我能影响的？"
- "在整个过程中，我有什么做得还挺好的？"
- "我做了什么来避免事态变得更糟？"
- "在那个（些）人身上，我能发现哪些人性的部分吗？"
- "如果说在整个过程里我做过一件自己满意的事情，那会是什么呢？"

案例 4. 至少有点影响

一个朋友在路上被四个彪形大汉逼停了车子，他们抢了车子后让他坐到后排，一边开车一边威胁着说要杀掉他。这个朋友并没有惊慌失措，反而急中生智想出一计：他询问这些劫匪都有什么优点。哈哈大笑之后，四个大汉还真开始说起各自的优点来。最终劫匪让他下车，只把车劫走了。是不是这个人的计策救了自己一命，我们永远不得而知了，但至少他能影响局势中的某些方面。

询问来访者在创伤性经历后如何应对的 SF 问句包括：

- "你是怎么努力活下来的？"

- "是什么帮你去应对自己所经历的事情？"

- "你还经历过什么困难的事情？当时是什么帮到了你？"

- "有哪些东西是当时对你有帮助，现在可能还会对你有用的？"

- "你认识其他经历过同样磨难的人吗？是什么帮助他们渡过难关的？"

- "从这样的事件中幸存下来，对你来说意味着什么呢？"或者 "这番经历中有什么好的部分吗？"

- "如果一个奇迹在半夜发生了，你已经足够好地克服了这些事件带给你的影响，你不用再来做心理治疗了，你对自己的生活（相对）满意，那会有什么不同？"或者"假如你明天醒来，你的过去已经不再是你未来生活的阻碍了，那么你会注意到的第一个迹象是什么呢？"

- "当这些创伤性记忆在你的日常生活里不再那么成问题，你会做些什么不一样的呢？"

- "如果那些治愈性的改变持续更长一段时间（几天、几周、几个月、几年），会给你的生活带来什么不同呢？它们会对你和生命中重要他人的关系产生什么影响呢？"

- "你做出的这些改变会给你的家庭后代带来什么不同呢？"

- "事情正在好转的一个最微小的迹象会是什么？那会给你带来什么不同？下一个最微小的迹象又会是什么？再下一个呢？"

- "你怎么就能知道自己把事情处理得更好一点了，或者处理起来更容易一点了？"

- "你是怎么重拾希望，相信以后的生活可以变得更轻松的？"

- "没有被这番遭遇所改变的是什么？你是怎么做到的？"

- "不管发生了什么，你都希望在生活里能维持不变的是什么？"

- "是什么帮你把创伤画面（闯入）和记忆控制住的？"

- "在 10—0 量尺上，如果 10 分代表你把发生的事情处理得非常好，0 分代表你完全没办法处理，那么你现在在几分？"

（后续使用量尺问句。）

- "你现在是怎么让自己做到有时能感到安全并且能控制自己的生活的？"

- "你是怎么安慰自己的？你是怎么做到的？"

- "现在谁能安慰到你？哪怕只是一点点。"

- "你是怎么成功地让自己从分离状态中出来的？"或者"你是怎么成功做到停止伤害自己的？你是怎么做的呢？还有什么在这方面帮到你了吗？"

- "你会怎么庆祝自己战胜了那些经历？"

创伤治疗的取向间差异

表 3.1 显示了传统取向和 SF 取向在处理创伤上的差异。此表解释了从解决问题向构建解决方案转换的范式是如何被用于帮助来访者幸存下来和成长的。

表 3.1　创伤治疗的取向间差异

创伤治疗的传统取向	创伤治疗的 SF 取向
聚焦在过去和问题上	聚焦在未来和解决方案上
治疗前先诊断	阶梯式诊断

续表

创伤治疗的传统取向	创伤治疗的 SF 取向
关注消极情绪	认可消极情绪，但关注积极情绪
术语表达为"病人"（医学模式）	术语表达为"来访者"（非医学模式）
治疗师已有一套对改变的理论	来访者自有一套对改变的理论
会谈内容是病人不想要什么（问题）	会谈内容是来访者想要什么，而非问题
远离型目标	朝向型目标
缺陷模式：将病人视作受损的。病人是如何被创伤性经历所影响的？	资源模式：将来访者视为受了影响但并未受损的，其具有优势和资源。来访者是如何对创伤性经历做出反应的？
寻找弱点和问题	寻找优势和解决方案：对成功的分析
病人（有时候）被看作没有动力的（阻抗）	将来访者看作一直都有动力，只是可能和治疗师的目标不一致罢了
治疗目标是回忆消极情感并表达出来	目标因人而异；增加积极情感可作为治疗目标
治疗师面质	治疗师接受来访者的观点并询问："那是如何有帮助的？"
谈论各种不可能	认可，确认，谈论各种可能性
治疗师是专家并拥有与病人对症的创伤专业知识；治疗师给出建议	来访者和治疗师都有各自特定的专业领域；治疗师通过提问激发来访者的专业性
问题一直存在	该问题的例外情况一直存在
长程治疗	可变化的 / 个性化的治疗长度
治疗目标是从 PTSD 症状中康复	治疗目标是来访者想要实现的——康复以及可能的成长，而非 PTSD 症状消除
应对机制需要现学	应对机制已经存在了

续表

创伤治疗的传统取向	创伤治疗的 SF 取向
需要巨大的改变	微小的改变往往就够了
产生顿悟或促进理解是前提条件	顿悟或理解可能在治疗过程中或是治疗结束后产生
暴露疗法是必要条件	暴露疗法可能有用，但不是必须的
（有时候）整个治疗结束，病人会有反馈	每一次会谈后，来访者都有反馈
由治疗师决定治疗何时结束	由来访者决定治疗何时结束

SF 取向能够替代传统取向或者也可以与之结合起来。举个例子，将 SFBT 和 EMDR 结合在一起可能会很有效。首先，邀请来访者描述他们想要的未来，并且找到问题（如：侵入、梦魇、恐惧反应）的例外。此外，运用如暴露疗法或者 EMDR 这样的技术可能有助于来访者在量尺上达到更高水平，还可以发现来访者是否对这种方法感兴趣。

就 SF 的观点来看，让来访者置于专家的位置是很重要的。

为了帮助来访者重新获得控制感，治疗师可以说："有的来访者会说探索过去对他们有用；有的来访者会先做出自己想要的改变，然后再处理创伤性记忆；还有的来访者已经实现了想要的未来，他们并不想或者不需要再回头去看自己身上的遭遇了。你认为什么对你是最有帮助的呢？"在治疗师询问来访者关于创伤治疗的已有知识时，或者邀请他们在网络上寻找更多信息的时候，来访者就可以处于专家的位置。或者治疗师可以先向其说明几种可能的治疗方法（比如暴露疗法、EMDR 或同情聚焦疗法），然后再邀请来访者考虑哪种方法会对自己最有用。著名的精神病学家、催眠治疗师埃里克森经常会给来访者两个或更多选择。相比来访者被明确告知要做什么的情形，来访者在拥有可选项时能更好地保持选择感和自由感。

本章中的 SF 问句

15. "你是怎么努力活下来的？是什么帮你去应对自己所经历的事情？"

16. "你还经历过什么困难的事情？当时是什么帮到了你？有哪些东西是当时对你有帮助，现在可能还会对你有用的？"

17. "你认识其他经历过同样磨难的人？是什么帮助他们渡过难关的？"

18. "从这样的事件中幸存下来，对你来说意味着什么呢？"或者"这番经历中有什么好的部分吗？"

19. "如果一个奇迹在半夜发生了，你已经足够好地克服了这些事件带给你的影响，你不用再来做心理治疗了，你对自己的生活（相对）

满意，那会有什么不同？"或者"假如你明天醒来，你的过去已经不再是你未来生活的阻碍了，那么你会注意到的第一个迹象是什么呢？"

20．"当这些创伤性记忆在你的日常生活里不再那么成问题，你会做些什么不一样的呢？"

21．"如果那些治愈性的改变持续更长一段时间（几天、几周、几个月、几年），会给你的生活带来什么不同呢？它们会对你和生命中重要他人的关系产生什么影响呢？你做出的这些改变会给你的家庭后代带来什么不同呢？"

22．"事情正在好转的一个最微小的迹象会是什么？那会给你带来什么不同？下一个最微小的迹象又会是什么？再下一个呢？你怎么就能知道自己把事情处理得更好一点了，或者处理起来更容易一点了？"

23．"你是怎么重拾希望，相信以后的生活可以变得更轻松的？"

24．"没有被这番遭遇所改变的是什么？你是怎么做到的？不管发生了什么，你都希望在生活里能维持不变的是什么？"

25．"是什么帮你把创伤画面（闯入）和记忆控制住的？"

26．"在 10—0 量尺上，如果 10 分代表你把发生的事情处理得非常好，0 分代表你完全没办法处理，那么你现在在几分？"（后续使用量尺问句。）

27. "你现在是怎么让自己做到有时能感到安全并且能控制自己的生活的？"

28. "你是怎么安慰自己的？还有谁现在能安慰到你，哪怕只是一点点？"

29. "你是怎么成功地让自己从分离状态中出来的？"或者"你是怎么成功做到停止伤害自己的？还有什么在这方面帮到你了吗？"

30. "你会怎么庆祝自己战胜了那些经历？"

　　下一章我们来看看如何营造一个改变的语境，以此帮助来访者从创伤后遗症中康复以及获得创伤后成长。

第四章
为改变创造语境

概　述

在这一章里，我们会聚焦在如何帮助来访者从创伤的影响中恢复，并走向创伤后的成长。首先要形成融洽的咨访关系，并建立积极的工作联盟。这是通过所有形式的心理治疗使人做出改变的必要条件。接纳和认可来访者的经验是治疗过程的另一个先决条件。重要的是要让他们知道，他们所经历的、所想到的、所体验到的能够被听到，并对他们所经历的内容正常化和重构。由于大部分创伤幸存者在会见治疗师之前，都处在非常困难的时刻，他们感到无助，对改变的可能性持很悲观的态度，因此建构希望和带来乐观是非常重要的（见本套书的抑郁分册）。

治疗联盟

治疗是从建立和谐的治疗关系开始。这意味着治疗师和来访者之间在整个工作中都保持积极的、主动性的、相互促进的合作关系。治疗师应该为建立积极而强大的同盟做出主动而明确（explicit）的努力。同时他们还需要系统地监管这个工作联盟，而不是仅仅依靠临床的印象（见第八、九章）。治疗师始终要从来访者的视角（而不是从治疗师的视角！）关注工作联盟，这将是对治疗效果最好的预测因素。要注意，从治疗的一开始，尤其是在治疗早期，就需要对这个工作联盟保持关注，好的联盟是避免脱落、获得好的治疗效果的预测因子。

在SFBT中，工作联盟是治疗师和来访者共同商量，达成一致，并一起努力合作建立的。在这个过程中，他们需要聚焦在：①例外；②目标；③解决。SFBT把有积极改变的来访者叫作消费型来访者（customer-relationship），把被强制送过来、没有个人议题要解决的来访者叫作访客型来访者（visitor-relationship），把希望别人在某个地方做改变的来访者叫作抱怨型来访者（complainant-relationship）。如果治疗师与来访者的意见不一致，来访者常常会以"是的，但是……"作出回答。这种情况下，治疗师会做出"来访者具有阻抗"的解释，交流很快就会围绕"谁对谁错"进行讨论，这样会很消耗能量（对"是的，但是……"的详细描述，请参考本套书的抑郁分册）。

有四个策略可以应用在来访者认为他人或其他事情需要发生改变的情况中。

1. 表明你希望帮助他们，但是你不是魔术师。假设你认为没有人能够改变另一个人，那么你还能怎样帮助他们呢？也可以问问来访者："这对你来说有什么问题？"

2. 邀请来访者想象："当另一个人向你想要的方向改变时，你会注意到那个人有什么不同？"也可以问："你会注意到自己有什么不同？这会使你和另一个人的关系有什么不同？"

3. 探讨一下：假如对方不改变，他们在未来依然能够做什么？

4. 探讨并明确来访者早期尝试改变背后所希望的结果是怎样的。

练习 7. 抱怨第三者

找一个伙伴，抱怨并希望第三者做出改变（不是抱怨你）。

邀请这个伙伴每次都做同样的抱怨，这样你就可以练习上面的四种策略。注意区分每种策略的不同。然后交换角色。在来访者角色中，你可以从你被问到的不同类型的问句中学习到很多东西。

聚焦于改变

治疗过程中聚焦改变是另一个先决条件。和来访者确定打开哪扇门来获得解决方案的最有用的方式是，让来访者描述解决问题需要做哪些不同的事情，以及 / 或者问题解决以后，这件事情会有什么不同，从而创造对有益改变的期待（De Shazer，1985）。

治疗师要不断提醒来访者，他改变不了任何人，只能改变他自己。但是，讽刺的是，治疗师接受的培训就是要制订治疗计划并带着改变来访者的意图进入会谈。

在 SFBT 中，治疗师的角色是不同的。在传统的心理治疗中，治疗室里只有一个专家，他可以探讨并分析问题，给出如何解决问题的建议。与传统心理治疗不同的是，SFBT 治疗师带着"不知"的姿态，提出焦点解决问句，治疗师处在来访者身后一步的位置，和来访者看向同样的方向（那是来访者所向往的未来的方向）。这个过程叫作"身后一步的引导"。来访者被看作协同专家，治疗师会邀请他们分享知识和专业看法（Bannink，2007，2008a，2010a）。当人们相信，他们的个人素质可以有进一步的发展时，尽管他们处在失败的痛苦中，也不会变得悲观，因为他们不认为自己失败了，而打开了通往成功之路，改变和成长仍然是可能的。Dweck（2006）发现，持有固定型思维的学生，比具有成长型思维的学生有更多的抱怨（参看本套书的抑郁分册）。

接纳与认可

只有认可来访者带来问题的负性影响，才有可能对创伤幸存者进行心理治疗。对处在巨大悲伤，也很希望让人们知道他们的悲伤的来访者，治疗师要以尊重的姿态聆听他们的故事，并且尽可能将对话转为更积极的会谈。然而，如果仅仅对问题进行全面探索，或者让来访者尽力阐述他们视角下的问题的每一个细节的话，我们收集的资料有可能会带来误解（misconception）。治疗师说："我能理解，这对你来说一定是非常困难的。"或者"我很好奇，你是怎么处理得这么好。"这是在表示认可，而且比让来访者描述整个问题所花费的时间少得多。因为大多数来访者在接受治疗之前已经采取了一些措施来解决他们的问题，询问来访者到目前为止为解决问题所做的努力也是一种认可。因此，SF 问句"到目前为止，你做的什么努力对你是有帮助的，哪怕只是一点点的帮助？"邀请来访者去谈论他们的成功经验（无论多小的成功），而不常在讨论问题时首先讨论失败（的经验）。

对来访者表达的内容的确认——"我想你对此一定有一个很好的理由"——同样很重要。治疗师以这种方式表示对来访者的看法和想法的尊重。在第一次会谈开始时，治疗师会给来访者机会，让他们明确说出自己的需要，然后再转向来访者想要的不同的生活。这在焦点解决冲突管理中已经成为一种行之有效的方法（Bannink，2008b，2009b，2010b）。

SF 在提供（对问题的）认可和确认时，使用的问句是：

- "你是如何在困境中坚持下去的？"
- "你如何确定情况不会更糟糕？你是怎么知道的？你用了什么个人优势和资源？"

故事 6. 承认问题

很久以前，一个村庄的居民正在挨饿，因为他们的田里有一条龙，他们很害怕。有一天，一个旅行者来到这个村庄，想找点吃的。村民们告诉他因为他们害怕那条龙，已经很久没有收成了。旅行者听了他们的故事，就要去杀死那条龙。当他到了田里，看到了一个很大的西瓜。他告诉村民，那里没有龙，只有一个大西瓜，所以不用害怕。村民们对他没有理解他们的恐惧而感到非常气愤，就把这个旅行者砍成了碎片。

另一个旅行者路过这个村庄，也自告奋勇说要去杀掉那条龙，村民们松了一口气。但是因为他也说村民有关龙的说法是错的，村民把这个旅行者也砍成了碎片。

与此同时，村民们很绝望，但这时第三位旅行者来到这个村庄，他也承诺他可以杀掉那条龙。旅行者来到田里，看到了一个巨大的西瓜。他想了一会儿，抽出宝剑，把西瓜砍成碎片。回到村里告诉村民们，他杀死了那条龙，并且留在这个村里，用了很长时间教给村民如何区分龙和西瓜。

当来访者和 / 或治疗师认为他们需要在创伤方面做工作或需要谈论发生的事情时，意味着他们有一个关于改变的理论，即"做些什么会有所帮助"。当治疗师邀请来访者进入充满问题的谈话时，SF 治疗师以解决方案和目标为导向，寻找并创造机会，帮助来访者确定他们希望从谈论这些经历中获得的变化（George，2010）。

SF 问句要求来访者问自己问题，从而改变他们原有的关于改变的理论：

- "谈论这些经历对我做出想要的改变有什么帮助？"
- "我怎么能知道我们已经充分地谈论了这些经历，然后我就可以把更多的注意力放在我想要去的地方，而不是我曾经做过的事情上？"
- "我已经把过去抛在脑后的第一个信号是什么？"

正常化和重构

正常化是对那些感觉自己现在生活很困难的来访者的去病理化。帮助来访者平静下来，意识到他们现在所面对的问题不是异常的状态。当（一个人）认为有问题是不正常的，将会导致进一步的问题。当人们看到别人和自己有同样的问题时，他们会对自己更有同情心，消极情绪的强度也会更低。

只要有可能，最好能够将问题本身以及来访者与周围环境的反应方式都正常化和中性化。使用中性语言，避免使用威胁的、带有伤害性的言语，以及能够引发消极情绪的内容。正常化可以使来访者放松，改变对他人的道德判断，大大增加对他人的理解或者来自他人的理解。

（治疗师要）时刻提醒自己，来访者不是问题，他们是带着问题的个体。尽量避免使用"抑郁"或者"边缘型人格"之类的标签。毕竟，来访者不仅仅只有他的问题或者诊断。与其说"Cindy是边缘型的人（borderliner）"，不如说"Cindy 有边缘型人格障碍"。O'Hanlon 和 Rowan（2003）还强调区分人和疾病的重要性以及检查疾病对人的影响的重要性。不要问一个人有什么病，而是问这个病作用于什么人。从幸存者或者英雄主义的角度而不是从受害者的角度重构来访者的创伤经验，也是会有所帮助的（见练习 30）。

案例 5. 没有人能够理解我所经历的

一个在童年经历父亲性虐待的来访者，后来发展成PDST：麻木、噩梦、与男友在性方面存在问题。由于她认为"没有人能够理解我所经历的"，因此她从来不谈她的经历。治疗师邀请她这样想：假如有人能够理解你的经历，这将会让你有什么不同？你的生活将会有什么不同？还会有什么其他的不同？

　　来访者认为她会觉得不那么孤独，与世界有更多的联结。她开始试着和男友说出她所经历的事情。由此，她意识到，虽然她的男友很难完全理解她曾经经历的事情，但是她仍然可以开始与他分享这些经验。

建立希望

　　在心理治疗中，对希望感兴趣，最初是为了减少绝望，而不是增加希望的想法。鉴于绝望感与自杀之间的联系，A. T. Beck、Weissman、Lester、Trexles（1974）聚焦在对无助感的研究上。他们把无助感界定为对未来抱有负性期待的系统性认知图示。

　　对于经历危机事件的个案，通常没有时间，也不适合对其进行详细诊断，他们是从重拾对个人能力的信心、未来导向、构建积极期待而不是消极期待中获益的。考虑这样的问句："你是怎么坚持下来的？"或者"在过去的几周里，什么能够帮助到你，哪怕只有一点点帮助？"通常，在危机中的来访者都会把自主权交给治疗师（"请你告诉我，我该怎么做？"）——SFBT 可以避免治疗师落入这个陷阱。

来访者仅仅有意愿参与和治疗师的谈话，就会产生希望和积极的期待。当（会谈内容）关注于他们自己的选择而不是所受限制的时候，他们就会获得力量感。当治疗师带领来访者注意到他们过去成功的经验，而不是失败的经验时，就会进一步使他们的积极期待产生。强调来访者自我控制，外化问题，有助于消除他们的自责。因此，如果治疗师没有足够的信心去帮助来访者达到他们的目标，对达成良好结果失去希望，他们就应该去考虑需要做些什么来重新获得希望，或者转介给更有希望提供帮助的同道。通常我们会认为，是治疗师的态度和行为导致了个案的无助（见第八章）。

故事 7. 希望的螺旋上升

人在困苦中会有两种基本的反应：绝望和希望。绝望会使消极影响成倍增长。恐惧和不确定可以转为压力，使人感到无望、沮丧和羞愧。绝望可以抑制所有的积极状态，让人与外界他人失联。绝望打开了一扇门，使人的状态不断向下跌落。希望则不同。希望不是绝望的镜像。希望以清澈的视角，点燃积极的火焰，让人们去和他人联结来认可负性事件。希望打开了通往螺旋上升之路的大门，从困苦中迅速恢复活力，甚至比过去更具有力量和资源。希望使人相信未来会比今天更好（这份相信和乐观是一样的），并且相信个人是可以对此产生影响的。

通过保护希望来应对创伤，有很多这样的精神榜样，从 Moses、Jesus、Muhammad 到 Martin Luther King。希望作为积极心理能量，可以是积极适应和改变的资源。Frank 和 Frank（1991，p.132）关注到在医疗中的希望元素（的治疗作用），"绝望会阻碍康复或加速死亡，而调动希望在许多形式的治疗中起着重要作用。积极的期待能让人产生乐观、充满能量和幸福的感觉，这实际上可以促进疗愈，特别是对那些很大程度上与心理或情感因素有关的疾病而言更是有效"。

增强希望的方式就是告诉来访者，和他们有相似情况的人是如何克服困境的。这可以帮助来访者意识到，到目前为止，他们已经采取了积极的步骤，从而认同情境中积极的方面。有关希望和乐观的更多焦点解决问句参看本套书的焦虑分册和抑郁分册。

故事 8. 科索沃战争难民的积极改变

几十年来，对战争创伤的研究一直聚焦在病理学方面。因此，研究者为了平衡以前对创伤的研究，转向了对危机后的积极改变的研究。Ai、Tice、Whitsett、Ishisaka 和 Chim（2007）对 50 名科索沃难民进行了研究，寻找可以帮助这些难民完成战后适应的心理因素。研究者探讨了积极态度和应对策略的个体差异。研究发现，在安置期间评估的难民的希望水平以及从安置到随访之间这段时期难民所采用的认知应对策略，与创伤后成长(PTG)相关。Ai 等（2007）得出结论：今后，针对难民的心理健康实践，应同时关注积极和消极两方面的议题。

许多治疗师在和感觉绝望和有自杀想法的来访者会谈的时候都会感到焦虑。他们本能地想说服来访者，自杀不是正确的选择。然而，和他们的愿望相反，他们可能会进一步远离他们的来访者。还有的治疗师的反应是不那么相信或拒绝相信来访者绝望的求助。或者他们认为来访者的自杀问题应该借助医疗机构的帮助。

让来访者感觉对未来充满希望的最好途径就是让他们去谈论他们想要自杀但是活下来的理由，邀请他们去考虑他们是怎么活下来的。为重新获得希望的微光，使用应对问句和能力问句是非常重要的。

危机情境下的 SF 问句是：

- "今天早上，你是如何让自己从床上爬起来的？和让你感觉不好的其他日子相比，你今天做了什么不同的事情，让你能够起床来到这里？"
- "你是怎么坚持到现在的？"
- "你是如何在没有专业帮助的情况下熬了这么久的？"
- "在这样的情况下，你是如何照顾你自己的？"
- "为了应对这种情况，你要记得的最重要的事情是什么？"
- "如果这件事情过去了，你希望会有什么不同？"
- "你或者别人如何得知你已经渡过了危机？"
- "假如今晚奇迹发生，你克服了这个困难情境，但因为你睡着了，你并没有意识到奇迹发生了，那么明天早上醒来，你首先注意到的，能够让你知道奇迹发生了的迹象是什么？会有什么不同？当奇迹发生时，是什么可以替代你想要杀了自己的想法和痛苦？"
- "你上次吃东西是什么时候？你是怎么做到的？你是怎么帮助自己的？你上次睡觉是什么时候？你是怎么做到的？你是怎么帮助你自己的？"

- "在过去什么帮助到了你，哪怕只是很小的一点帮助？"

- "你如何应对正在发生的事和你所经历的一切？"

- "你是如何成功地从一个时刻过渡到下一个时刻的？"

- "你会如何度过剩下的日子？"

- "你什么时候没有这些想法（比如自杀）？"

- "有人和你分享这些吗？什么会对你有帮助呢？"

- "即使是在情况非常糟糕的时候，你做了什么，你的朋友或者家人都说你做得好？"

- "假如有一个解决办法，这会让你有什么不同？这个不同会是什么样子的？有什么会让你感到特别好？"

- "有的创伤幸存者因为感觉到绝望，会依靠他人的希望让自己获得希望，他人的希望可以让他们坚持下来。在你的生活中，重要他人的希望是什么？他们对你最好的希望是什么？"

- "假如你从现在起，往回看 1 年、5 年、10 年，你看到对你从这次危机事件中走出来有帮助的是什么？"或者"假如，从现在起你和你的朋友一起往回看 1 年、5 年、10 年，你们会说，在过去的几年里，你（们）做了什么来帮助你很好地走出了困境？"

- "在那个时刻，你认为你能做的最有用的事情是什么？"

案例 6. 放弃对美好过去的所有希望

希望通常是指向未来的。一个人不能对过去发生什么抱有希望。然而，有的时候，人们希望过去能有所不同。比如，一个经历了痛苦童年的来访者，总在思考如何让过去的事情有所不同。一个来访者一直说他希望妈妈不要那么冷酷，能够更温暖些，更会照顾人。治疗师接受他的感受，让他问自己下面的问句：

"我怎么能知道，我已经做好准备，要放弃对过去的所有美好希望了呢？"

故事 9. 我会赢的

希望与乐观是紧密相连的。有人与 30 多个作为战俘被关押了 6~8 年，并遭受了酷刑或者单独监禁的越南战争老兵访谈。和其他老兵不同，他们被释放后，虽然承受了极大的压力，但是并没有出现抑郁或者 PTSD。他们的秘诀是什么呢？他们具有 10 个特点，处在第一位的是乐观（"我虽然身处困境，但是我会战胜困境的"），其他特点还包括有很好的社会支持（他们利用墙上的窃听系统保持和他人的联系）、利他主义、幽默、感受到生活具有意义、对生活有目标等（Charney，2012）。

为来访者构建希望的另一个方法是，询问来访者会谈前的改变（见第二章）："很多来访者注意到，在预约和第一次会谈之间，事情已经有所不同，你注意到你的情况了吗？"或者"从你预约到我们今天的会谈，有什么让你感觉稍微好一些（哪怕只有一点点）？""这些积极的改变对你来说说明了什么？"

安排一次预约可能有助于让改变的车轮开始转动起来，并为表现能力和掌管局势（mastery）的故事被呈现出来提供了可能性。这与 SF 假设是一致的，即一切都可能发生变化，关键不在于是否发生着有用的变化，而在于什么时候发生着或已经发生了有用的变化。

本章的 SF 问句

31. "这对你来说有什么问题？"

32. "想象一下，当另一个人向你想要的方向改变时，你会注意到那个人有什么不同？"

33. "到目前为止，你做的什么努力对你是有帮助的，哪怕只是一点点的帮助？"

34. "你是如何在困境中坚持下去的？"

35. "你如何确定情况不会更糟糕？你用了什么个人优势和资源？"

36. "你认为，谈论这些经验会对达成你想要的改变有什么帮助？你会如何得知（有什么迹象会告诉你），我们对这些经历的谈论已经足够多了，以至于我们可以把注意力放在你更希望去的地方而不是你已经在的地方？"

37. "当你把过去抛在脑后时，第一个信号是什么？"

38. "你是怎么让自己来到这里的？"或者"今天早上，你是如何让自己从床上爬起来的？和让你感觉不好的其他日子相比，你今天做了什么不同的事情，让你能够起床来到这里？"

39. "你是怎么坚持到现在的？"或者"你是如何在没有专业帮助的情况下熬了这么久的？"

40. "在这样的情况下，你是如何照顾你自己的？为了应对这种情况，你要记得的最重要的事情是什么？

41. "如果这件事情过去了，你希望会有什么不同？别人如何得知你已经渡过了危机？假如今晚奇迹发生，你克服了这个困难情境，但因为你睡着了，你并没有意识到奇迹发生了，那么明天早上醒来，你首先注意到的，能够让你知道奇迹发生了的迹象是什么？会有什么不同？当奇迹发生时，是什么可以替代你想要杀了自己的想法和痛苦？"

42. "你上次吃东西是什么时候？你上次睡觉是什么时候？你是怎么做

到的？你是怎么帮助你自己的？"

43. "在过去什么帮助到了你，哪怕只是很小的一点帮助？"

44. "你如何应对正在发生的事和你所经历的一切？你是如何成功地从一个时刻过渡到下一个时刻的？"

45. "你会如何度过剩下的日子？"

46. "你什么时候没有这些想法（比如自杀）？"

47. "有人和你分享这些吗？什么会对你有帮助呢？"

48. "即使是在情况非常糟糕的时候，你做了什么，你的朋友或者家人都说你做得好？"

49. "假如有一个解决办法，这会让你有什么不同？这个不同会是什么样子的？有什么会让你感到特别好？"

50. "有的创伤幸存者因为感觉到绝望，会依靠他人的希望让自己获得希望，他人的希望可以让他们坚持下来。在你的生活中，重要他人的希望是什么？他们对你最好的希望是什么？"

51. "假如你从现在起，往回看 1 年、5 年、10 年，你看到对你从这次危机事件中走出来有帮助的是什么？"或者"假如，从现在起你和你的朋友一起往回看 1 年、5 年、10 年，你们会说，在过去的几年里，你（们）做了什么来帮助你很好地走出了困境？"

52. "在那个时刻，你认为你能做的最有用的事情是什么？"

53. "很多来访者注意到，在预约和第一次会谈之间，事情已经有所不同，你注意到你的情况了吗？"或者"从你预约到我们今天的会谈，有什么让你感觉稍微好一些（哪怕只有一点点）？""这些积极的改变对你来说说明了什么？"

　　下一章，我们将会看到，邀请来访者描述想要的未来，是如何帮助他们聚焦于（改变的）可能性（而不是问题）上的。

第五章
描述期待的未来

概　述

　　一个人如何看待他的未来将会影响他现在的行为。因此，投资于未来，要从今天做起。好在人们可以编写自己未来的故事。因此可以邀请来访者描述他们新的生活（De Shazer，1991，p.122），聚焦在强调改变的可能性而不是问题上。

　　建立目标有助于使治疗具有结构性。也可以让人们清晰地知道，达成目标后，治疗就可以停止了，或者当治疗进展很慢或者没有进展时，也要停下来了；另外还提供了对结果进行评估的机会。这一章将会谈到，通过使用目标导向技术，邀请来访者给出他们想要的未来，从而建立明确的治疗目标。

　　改变来访者的视角可以用很多方式：改变所发生事情的意义、询问关系问句、外化问题，或者使用灵性视角（spiritual

perspective）（利用第三人称视角也是一种方式；在本套书的焦虑分册中有所描述）。一旦来访者描述了他们的新生活，就可以评估他的动机、希望和自信程度。

故事 10. 柴郡猫

在 Lewis Carroll 的《爱丽丝梦游仙境》（*Alice's Adventures in Wonderland*）（1865）中有一只虚构的柴郡猫。这只猫以其独特的咧嘴笑而闻名。Alice 在外面的树枝上遇到了柴郡猫，它在那里随意出现和消失。

Alice：请你告诉我，我从这里应该走哪条路？

猫：那要取决于你想去哪里。

Alice：我不在乎去哪里。

猫：那么你走哪条路就无所谓了。

设定明确的目标

当一个人不知道他要停在哪个港湾时，就没有"顺风"一说（Seneca，2011）。如果治疗师不知道来访者的方向，他们很可能停在错误的地方。治疗师常常会承担起建构目标的责任，而不是让来访者去探索他们自己的目标。SFBT 永远以来访者的目标（而不是治疗师认为的目标）为目标。

聚焦问题的治疗师有个假设，来访者的问题是来访者在朝向自己的目标前进时被卡住了。一旦问题被解决了，来访者就可以朝更有成效的方向前进。来访者和治疗师通常都同意，当问题减少了或者没有了，即来访者不再抑郁，或不再使用药物或者酗酒了，问题就被解决了。然而，如果心理治疗师只关注于减少来访者不想要的情况，来访者可能还没有用想要的情况来代替它。在此时结束治疗，复发的风险很大。Bannink（2014b）对建立一个被明确定义的目标有很多的建议（见本套书的焦虑分册）。SF 对话主要聚焦在三个相关的活动上（De Shazer，1991）：

1. 产生例外——来访者生活中那些指向他们所期待的改变（目标）的例子；

2. 想象和描述来访者的新生活；

3. 确认变化正在发生，即来访者的新生活确实已经开始。

案例 7. 出租车司机

有的时候，我向来访者以及我的同事解释我的工作就像出租车司机。来访者确定自己要到达的地点。我的责任就是把他们安全地、以尽可能短的路线、舒服地带到他们要去的地方。作为出租车司机的第一个问句就是"你要去哪里？"而不是"你从哪里来？"如果乘客说："我不去机场。"（"我不要这个。"）我会继续问："你想去哪里？"（Bannink & McCarthy，2014）

明确定义目标的 SF 问句：

- "你来访的目的是什么？"

- "你来见我，最好的结果将会是什么？"

- "你希望在这次（些）会谈结束时，你已经完成了些什么，以至于你会说它是有用的？"

- "有什么迹象将向你/他人表明，你不需要再回来（会谈）了？"

- "这些会谈的结果会让你/别人看到什么不同？"

- "你最好的希望是什么？达到最好的希望，会让你有什么不同？"

- "假如今天晚上你睡着了，有个奇迹发生，你带到这里的问题（完全）都被解决了，但因为你睡着了，所以你根本不知道发生了什么。第二天早上醒来，你会注意到问题已经被解决的第一个迹象是什么？将会有什么不同？你会做什么不同的事情？还有什么？别人会注意到发生了什么奇迹？他们会做出什么不同的反应？"

- "假如你没有焦虑 / 抑郁 / 气愤，你的生活会是什么样子的？如果没有创伤，你会是怎样的人？"

- "假如一粒奇迹药丸只有积极的作用，你服用了以后，你的生活会和现在有什么不一样？"

- "如果你完全忽视限制你的东西，你可能达到的不可思议的目标会是什么？"

- "想象一下，现在你处在自己最好的状态，你会做点什么来表现出你正处在最好的状态？"

案例 8. 奇迹问句

向来访者提出奇迹问句。他在诉说一个不现实的情况——几年前去世的父母都还活着。只有这样，他才会再次感到快乐和幸福，而不那么孤独和无精打采；SF 治疗师认可了他的悲伤，并且问了假设性问句："假如你的父母还活着，你的生活会有什么不一样？"他说，将有一个让他感到安全且有人会照顾他的地方。治疗师问：

"你感到有个安全之地，有人照顾你会让你感觉有什么不同？""在什么情况下，你会感到自己有个安全之地，有人照顾你？哪怕一点点？"他回答，只有和姐姐在一起的时候有这样的感觉。由于后来姐弟两人发生争吵，他很少见到她了。他给姐姐打了电话以后，两个人的关系得到了改善。

即使来访者提出不符合现实的目标，SF 治疗师也会和他核查，这对他意味着什么，在他想要的未来里实现这部分的可能性有多大。

未来导向技术

SFBT 开始于请来访者对他们的新生活进行详细描述：他们选择成为什么样的人。邀请他们进行一些**治疗性的时间旅行**。未来导向技术（future-oriented techniques）是在利用来访者的内在智慧：来访者通常已经知道这个问题的解决办法了，只是他们还不知道自己知道。更多的未来导向技术在本套书的焦虑分册中谈到了。

Erickson（1954）是最先使用未来导向技术的心理治疗师之一。

那时候，这个术语叫时间虚拟导向（pseudo-orientation in time）。在催眠的状态下，他让来访者们想象 6 个月以后遇到他，告诉他，他们的问题解决了，并且告诉他问题是如何被解决的。事实证明，尽管他们采用不同的方法解决问题，许多人都报告在 6 个月后做得比过去更好。

想象一个**最好的自己**（best possible self）在设置目标、建构希望以及乐观方面都是有用的。King（2001）在一项研究中，邀请一组参与者连续 4 天，每天花 20 分钟写下他们理想的未来——他们一切都很顺利，已经实现了他们的希望和目标；让另一组参与者在 4 天里以同样的时间写下创伤的内容；还有一组的参与者，让他们在 4 天里，以同样的时间写下理想的未来和创伤经历；最后一组在 4 天里只写下他们的计划。结果显示，写下生活目标（理想未来）的参与者的沮丧程度显著低于写下创伤经历的参与者，他们的幸福感也显著增加。5 个月以后，与其他两组相比，写下理想未来和创伤经历的参与者疾病减轻（相关性显著）。

练习 8. 最好的自己

邀请来访者想象在未来，他们会把最好的自己展现出来。让他们想象一个最好的自己——在这个状态下，他们自己和他们在意

的人都会很开心。同时，让他们想象自己全力以赴地努力并实现
了人生目标。可以把这种想象当作实现他们的人生之梦或者最大
潜能的有效途径。关键是不要做出不切实际的幻想，而是要想那
些积极的、可以实现的事情。在他们做出清晰的描述之后，邀请
他们把细节写下来。把想法和希望写下来可以帮助一个人从只有
模糊的、碎片化的想法转向关注具体的、真实的可能性。

练习 9. 来自未来的信

邀请来访者以未来若干年后（6 个月、5 年或也许 10 年，
由他们自己决定时间）自己的身份给现在的自己写一封信
（Dolan，1991），让他们描述他们过得怎么样、在哪里、正
在做什么，以及为了到达那里，他们有意识地做了什么重要的
事情。最后，请他们站在未来，给现在的自己一些明智和富有
同情心的建议。

未来导向的另一个技术是，邀请来访者想象，很多年以后，
年纪更大和拥有更多智慧的自己是怎样的（Dolan，1991）。他们
依然健康，头脑清晰敏锐。来访者可能在和一个智者、长者散步。
可以问他有关自己的问题：

- "为了度过生命的现阶段，这位智慧的长者会给我什么建议？"
- "他会说我应该考虑什么？"
- "他会说些什么来帮助我从过去（的创伤）中恢复过来并（再次）好好生活呢？"
- "关于'我可以如何安慰自己'他会怎么说？"
- "从这个人的视角来看，如何治疗（如果需要的话）对我最有用？"

故事 11. 顶级选手

作为顶级选手如何建构自己的目标？Barrell 是一位提升棒球运动员表现的专家，他提出了两种目标——"朝向型目标"（toward goals）和"远离型目标"（away goals）。使用哪一种对运动员的表现影响更大呢？朝向型目标可以让人在大脑中创建新的连接，围绕自己要去的地方视觉化并与之创建连接。有趣的是，当你朝向目标行动时，你很容易开始感觉良好，并且很快受益。远离型目标让你想象可能出错的地方，这会激活相关的消极情绪（barrell & Ryback，2008）

顶级选手会根据他们要达到的目标回顾他们操作的细节、确定特定的动作以及做出选择策略。相反，那些不成功的人会把失败归于外界的条件和无法控制的因素（天气太糟糕了）。成功的人更关注可控因素（"我应该这么做，而不是那么做"）。普通的治疗师更有可能花时间去对失败的策略进行种种猜测，而不去思考那些可能更加有效的策略，因为他们相信弄清楚失败的策略不管用的原因就会带来更好的结果。

案例 9. 一劳永逸

来访者问道："怎么能够让我把在 14 岁被强暴带来的创伤一下子全部都解决了？"治疗师回答："当你可以继续你的生活，不再遭受抑郁、闪回、做噩梦的痛苦，并且感到足够的幸福时，你可能会说你的创伤问题已经被解决了。然而，以一种良好的方式解决了创伤并不等于**彻底**解决了创伤。如果你在以后的生活中经历了类似的事，第一次创伤的记忆很可能又会暂时回来。"然后，治疗师会建议把来访者的大脑比喻成一座图书馆（见练习 10）。

练习 10. 你的大脑是一座图书馆

邀请来访者想象，他们的大脑是一座图书馆。靠近入口处的书籍代表他们最近发生的令人高兴和不高兴的事情。那些发生在他们早年的事情被放在图书馆靠后面的书架上（上面可能布满灰尘）。让他们想象，他们是图书管理员，他们可以根据自己认为明智而有帮助的方式移动这些书籍。如果代表令人不高兴的事件的书在靠近图书馆入口处的地方，就请他们把这些书放到后面，并且把代表令人高兴的事件的书放到前面。让他们把这个过程重复几次。以这种方式，他们就成了他们思想的引导者。

在治疗的开始，来访者问治疗师以下问题可能是有帮助的："治疗结束后，我该如何看待我的过去？" 另一种描述新生活的方式是，治疗师邀请来访者在改变真正发生之前构建关于他们的解决方案的历史（George，2010），这往往比谈论过去的事情要简单得多。请来访者问他们自己：

- "回过头去看一看，你做了哪些让自己发生改变的事情？"
- "在过去什么时候，我曾经以对我有用的方式利用过这些品质？"
- "在做出这些改变之后，回首改变之前的时光，是什么告诉我，我一直都有能力做出这些改变？"
- "在所有过去认识我的人中，谁最不会对我所做的改变感到惊讶？这些人对我和我的潜力有什么了解，而其他人可能不知道？"

使用不同的视角

可以用很多不同的方式来邀请来访者改变他们的视角。可以邀请他们改变所发生事情对他们的意义。改变视角的另一种方式是使用关系问句，详细叙述事件中的人际互动过程及其意义。第三种方式就是将问题外化：邀请来访者将问题与他们自身区分开，这些问题影响着他们，但不总是控制着他们生活的方方面面。第四种方式就是使用灵性视角（spiritual perspective）。这些视角在下面有进一步的描述。在本套书的焦虑分册中，我介绍了使用第三人称视角。

不管来访者在治疗中做了什么，创伤的经历本身是不能改变的。唯一能改变的是这些事件当下的意义，以及对其在未来将要有的意义的期望。努力寻找意义是创伤后认知－情感加工的核心历程（Joseph & Linley，2005）。

转换意义的一种方式就是让他们诉说所经历的事件。比如，在和性虐待幸存者工作时，来访者从认为发生性侵是他们的错到认为这不是他们的错——这种观念的转变对许多来访者的生活产生了巨大的影响。然而，意义的转换也可以不通过诉说创伤达成（George，2010）。随着来访者和治疗师向前推进，来访者对"未来会是令人满意的"更有信心。这个转变使创伤的意义从"一件每时每刻都在决定来访者生命的事情"变成了"一件曾经发生的、本不该发生的，但如今已不再控制来访者的事情"。该事件已被"去毒化"（detoxified）。在这个方向上，有两个问题可以邀请来访者去思考：

1. "我怎么才能知道发生的事不再阻碍我的生活？"

2. "我怎么才能知道，尽管我遭受了创伤，我也是有可能恰当地对待我自己的？"

练习 11. 对创伤经历的去毒化

邀请正在经历 PTSD 痛苦的来访者画一个圆，然后画一个点代表他们生活中最重要的创伤体验。他们通常会把这个点画在这个圆的中心位置，象征着事件在他们生活中有很重要的地位。治疗师问道："把这个事件放在中心的位置是否有帮助？在更美好的未来，你是否希望这一点稍微离开中心位置？"来访者选择的每一个点，治疗师都会问他这对他和重要他人带来什么不同。治疗师也可以就有帮助的例外进行提问，以及问来访者如何能够实现这些例外情况。

　　当使用关系问句时，治疗师会找出来访者的重要他人是谁，并将其编织到问句中，以鼓励来访者描述他们的情况，以及他们想要在互动方面有什么不同："假如你们俩在未来相处得很好，除了发脾气，他会注意到你在做什么？"或者"如果事情变得好一些，你的孩子会说什么有所不同？"

　　Walter 和 Peller（1992）介绍了一个从互动视角构建解决方案的工具——互动矩阵（interactional matrix）。根据互动矩阵，治疗师邀请来访者在不同区域里工作（见表 5.1）。在矩阵的顶部是：目标、假设的解决方案和例外。矩阵的左边是来自不同视角的报告。第一行是自我视角，让来访者回答他们自己的观点。第二行是他人视角，邀请来访者在回答问题时，就好像作为别人去倾听和讲话一样。为了回答这些问题，来访者必须放下自己的思维方式，想象别人如何回答问题。他们必须"穿上别人的鞋子"或者起码要去想，他人可能会怎么回答这些问题。第三行是观察者的视角。在这个位置上，有人在观察："如果墙上有一只飞虫在观察你和你的伴侣，当事情变好以后，它会看到你在做什么不同的事情？"矩阵中的每一个问句或每一行都邀请来访者进入与他们通常思维方式不同的体验领域。

表 5.1　互动矩阵

视角	目标	假设的解决方案	例外
自我			
他人			
观察者			

练习 12. 互动矩阵

和同事或者伴侣做这个练习。去想象一个情境，你和另一个人（不是你的同事或者伴侣）有个需要解决的问题。按照下面的顺序来想象：从目标到假设的解决方案 / 奇迹到例外。注意你的反应是如何改变你的内心世界故事（personal film）的。然后选择下一行设想另一种看法，注意你的反应的变化。你的内心故事有了什么不同吗？对你来说，哪个问句最有用？

案例 10. 如果有办法的话

在一次严重的工作事故中，一名工人因事故去世。在这家铁厂工作的来访者表示，他的工作太危险了，工作氛围正在恶化，无法改善。他不打算回去工作了。因此他待在家里，不断说自己生病了。治疗师问，"假如有办法改变现状的话，你的生活会有什么不同？"治疗师还可以问关系问句：

- "你妻子会注意到你做了一些什么不同的事情，从而让她说你有所改善了？"（他人的位置）

- "如果墙上有一只飞虫，它可以看到，在这里仍然有微弱的希望找到前进的路，它会看到什么？"（观察者的位置）

练习 13. 自我、他人和观察者

从自我、他人和观察者三个视角问来访者关系问句。这些问句对那些希望他人做出改变的来访者尤其有用。注意，表明这个问题（最终）将会解决的问句是以"当……时"（when）而不是"如果"（if）开始的（见第二章）。

1. "当这个问题被解决时，你会注意到他人有什么不同？你会看到他／她在做什么不同的事情？还有吗？"

2. "当问题被解决时，这个他人会注意到你的不同之处是什么？他会看到你正在做什么不同的事情？还有吗？"

3. "当问题被解决时，有个外部观察者看到了，他／她会注意到你和他人的关系有什么不同？这个观察者会看到你和那个人在做些什么不同的事情？还有吗？"

练习 14. 寻找意义和目标

每天都有一些值得期待的、有意义的事情，满足了人类对自己和他人的生活做出有意义的贡献的需求。邀请来访者每天做些简单的事情，比如对他人微笑、表达欣赏，或者进行爱心捐赠，或者给某人打个电话问候对方。

将问题外化可以帮助来访者改变视角，看到对他们造成影响的问题并不总是控制着自己的生活，问题本身和对他们的影响是分开的。这是来自叙事治疗的干预手段（White & Epston，1990）。随着问题的外化，来访者可以与其糟糕的自我意象分开而获得自由。他们首先给自己的问题起个名字，比如抑郁症、紧张，或者将创伤命名为 X。"你会给干扰你的问题起个什么名字呢？"然后询问有关例外的问题——"什么时候 X 不存在或不那么紧迫？""你是如何做到的？"也可以邀请来访者表达当 X 存在时，他们是如何成功地应对它的。根据他们的需要可以让他们或多或少地表达 X 是如何控制他们的生活的。突出他们的能力，使他们认为有更多施加控制的可能性，从而增强他们的信心，同时降低他们将问题归咎于他人的倾向。在每次会谈中，来访者在 10 到 0 的范围内表示 X 对他们的控制程度：10 表示他们完全被 X 控制住了；0 表示他们完全控制住 X 了。显然，当来访者增加了对 X 的控制时，大多数情况下，问题可能会消失。

与外化有关的 SF 问句有：

- "你给困扰你的问题起了什么名字？"
- "在 10—0 量尺上，你今天可以给自己打几分呢？"如果会谈结束时，来访者打分高于先前的分数，则问"你是怎么做到的？"如果会谈结束时，分数不变，则问"你是怎么做到能够让这个分数保持一样的？"如果会谈结束时，分数比上一次治疗的分数低，则问"你之前做了什么，让你能够继续生活？在过去类似的情况下，你做过哪些成功的事情？上周，你生命中的重要他人注意到了你的什么？他们的注意会对你的行为有什么影响？"
- "当你更能控制 X 时，你会做点什么不同的事情？"
- "当你攻击 X 时，你会做什么？什么武器最能帮助到你？"
- "你怎么能够戏弄或者欺骗 X？"
- "当你控制住 X 时，你会怎么庆祝胜利？"
- "你如何和 X 成为朋友？"

转换视角的第四种方式是采用灵性视角。O'Hanlon（1999）用 3 个"C"描述复原力的来源。联结（Connection）意味着超越你那小小的、孤立的自我或个性，与你内在或外在的更大的世界相结合。同情（Compassion）意味着软化你对自己或他人的态度，而不是与自己、他人或者世界相对抗。贡献（Contribution）意味着无私地为他人和世界服务。

故事 12. 一个佛教的传说

很久以前，在印度，住着一个叫 Kisa 的年轻女子。她遇到了一个男子，很快就坠入了爱河。那个男子也爱她。他们结婚生子，看着儿子长大，感到非常幸福。可是，在儿子 2 岁的时候，突然生了一场大病而夭折。Kisa 的世界崩塌了。她被强烈的哀伤所压倒，她完全否认儿子已经死了。她抱着死去的儿子四处奔走，绝望地向人们寻求一种可以治愈孩子的药。她找到了佛祖，请他为她的儿子治病。佛祖带上深深的同情说："我需要一大把芥菜籽，这样我就可以帮助你了。"Kisa 说，为了得到芥菜籽，我愿做任何事情。佛祖说，这些种子必须是从一个没有失去过孩子、配偶或者父母的家里得到的——所有的种子都必须从没有死神到访过的家里得到。

Kisa 挨家挨户地要芥菜种子，但是她每到一家得到的回答都是"我们有芥菜籽，但是我们家死的人要比活着的人多。每个人都失去过父亲或者母亲，妻子或者丈夫，儿子或者女儿"。Kisa 造访了很多家，听到了很多丧亲的故事。在访问了全村所有家庭以后，她意识到，她不是唯一丧亲的人，没有人能免于经历失去和哀伤。她的悲伤变成了对其他悲伤的人的同情。然后她就可以为儿子的死而悲伤，并把孩子埋葬了。（Furman，1998）

评估动机、希望和信心

如果来访者和治疗师能够以这样一种假设开始，即在治疗中有意地寻找解决方案，或将某些事情抛在脑后，那就太好了。然而，不是所有的来访者都能意识到，他们自己就是问题和（或）问题解决的一部分。在这些案例中，传统的心理治疗师使用了"阻抗"（resistance）和"不顺从"（noncompliance）的概念。阻抗意味着来访者不想改变，而治疗师在来访者系统之外进行治疗。然而，如果能够看到来访者总是处在合作中——来访者向治疗师展示他们认为改变是如何发生的，则会更有帮助。当治疗师了解了他们的想法并采取相应的行动时，合作总是存在的。如果治疗师去看对方的阻抗，就看不到对方合作的努力；而如果他们看到对方使用一种独特的合作方式，他们就看不到阻抗。对于每个新的来访者，治疗师需要评估的是来访者合作的状态而不是关注于阻抗、权力和控制（De Shazer，1984，p.13）。来访者没有完成作业，并不意味着阻抗，反而是一种合作，因为他们以这种方式告诉治疗师，这个作业和他们做事的方式不一致。治疗师的任务是帮助来访者发现他们的能力，并利用这些能力去创造他们想要的未来：

以阻抗概念为中心的治疗师和来访者就像站在赛场两端的、对立的网球运动员。他们在努力相互对抗，治疗师想要赢来证明治疗是有效的。以合作概念为中心的治疗师像是和来访者处在同一阵营，要与伙伴并肩作战，这样就可以合作击败共同的对手，因此合作是必要的。

根据 Erickson 的观点（Rossi，1980），阻抗就是合作，这是来访者对干预措施可能做出的一种反应。

本章的 SF 问句

54. "你来访的目的是什么？""你来见我，最好的结果将会是什么？"

55. "你希望在这次（些）会谈结束时，你已经完成了些什么，以至于你会说它是有用的？"

56. "有什么迹象将向你 / 他人表明，你不需要再回来（会谈）了？"

57. "这些会谈的结果会让你 / 别人看到什么不同？"

58. "你最好的希望是什么？达到最好的希望，会让你有什么不同？"

59. "假如今天晚上你睡着了，有个奇迹发生，你带到这里的问题（完全）都被解决了，但因为你睡着了，所以你根本不知道发生了什么。第二天早上醒来，你会注意到问题已经被解决的第一个迹象是什么？将会有什么不同？你会做什么不同的事情？还有什么？别人会注意到发生了什么奇迹？他们会做出什么不同的反应？"

60. "假如你没有焦虑／抑郁／气愤，你的生活会是什么样子的？如果没有创伤，你会是怎样的人？"

61. "假如一个奇迹药丸只有积极的作用，你服用了以后，你的生活会和现在有什么不一样？"或者"如果你完全忽视限制你的东西，你可能达到的不可思议的目标会是什么？"

62. "想象一下，现在你处在自己最好的状态，你会做点什么来表现出你正处在最好的状态？"

63. "如果墙上有一只飞虫在观察你和你的伴侣，当事情变好以后，它会看到你在做什么不同的事情？"

64. "如果墙上有一只飞虫，它可以看到，在这里仍然有微弱的希望找到前进的路，它会看到什么？"

65. "当这个问题被解决时，你会注意到他人有什么不同？你会看到他／她在做什么不同的事情？还有吗？当问题被解决时，这个他人注意到你的不同之处是什么？他会看到你正在做什么不同的

事情？还有吗？当问题被解决时，有个外部观察者看到了，他 /

她会注意到你和他人的关系有什么不同？这个观察者会看到你和

那个人在做些什么不同的事情？还有吗？"

66."你给困扰你的问题起了什么名字？"（后面跟上量尺问句。）

在下一章，我们将看到所有来访者都拥有可以帮助自己提高
生活质量和幸福感的优势和能力。即使在最困难的情况下，发现
能力有助于发现来访者是如何应对困境的。

第六章
发 现 能 力

概　述

　　治疗师将视角聚焦于改变，可以展现来访者现有的优势和资源。Erickson（Rosen，1991）将这些优势和资源视作来访者巨大的学习宝库。即使生活很艰难，所有的来访者都具有其优势和能力帮助自己提高生活质量，使自己拥有幸福感。聚焦于优势和能力——对成功进行分析——可以增加来访者的动机，帮助他们发现，他们是如何让自己幸存下来的——即使是在最痛苦的情境下。

　　发现被来访者忽视的**例外**是发现能力的另一种方式。问题只有在来访者觉得或者说问题"总是"发生时才会维持下来。当来访者的问题不明显或不太严重时，它被认为是无关紧要的，甚至没有人注意，因此一直被隐藏着。SF治疗师会密切关注例外。干预的目的是帮助来访者将他们的注意力转移到情况有所不同的时候，只有在这时候解决方案才会显现出来。

询问与能力有关的问句、促进来访者谈论成功和积极的事情并给予赞美，这将带给他们自我价值感。与能力相关的问句有："你是怎么做到的？""你是怎么掌控……的？""你是怎么熬过来的？"对细节给予关注是关键："还有吗？""还有其他的吗？"重要的是要持续地询问每一个看上去取得了成功的经历、资源、对来访者来说有价值的内容。因此，"还有吗？"这个问句的含义是，还有更多的内容需要来访者去发现。

发现优势和资源

尽管人们面对很多挑战，但所有的人都有能力提高他们的生活质量。治疗师应尊重这些能力，以及来访者希望利用这些能力去达成的目标。来访者的动机是通过不断强调他们认定的优势而增加的。发现优势是需要共同合作探讨的过程。治疗师要做到不评判或者指责来访者的困难，而要发现来访者是如何设法不仅生存下来，甚至还能茁壮成长的。所有的环境——即使是最糟糕的

环境——也都蕴含着资源。Saleebey（2007）把这称为优势视角
（strengths perspective）。

焦点解决用来帮助来访者发现他们的优势的问句包括：

- "在你所经历的事件中，你发现了自己有什么优势？"
- "为了让人们避免这些糟糕的经历，你会给出怎样的建议？"
- "你什么时候会对自己感到自豪？"

Masten（2001）完成的研究表明，区分优势与复原力是很重要
的。优势指的是一个人的属性，比如良好的应对能力，或者具有
保护性环境，比如支持他的伴侣。复原力指在面临挑战时，这些
优势能够让人适应所面对的挑战。因此，一旦治疗师帮助来访者
确认了他们的优势，这些优势就可以被用来帮助来访者去理解和
增强他们的复原力。

练习 15. 自我赞美

邀请来访者思考下面的问题：

1. "在哪 5 个方面，我是喜欢自己的？"

2. "我做的哪 5 件事能给我周围的世界带来价值？"

3. "在过去的 12 个月里，最让我感到骄傲的成就是什么？"

当前和未来决定了我们如何看待过去；有人说，有一个幸福的童年，这件事从来都不晚。Furman（1998）问了两位经历了很困难的童年的受访者：

1. "是什么帮助你度过了这么困难的童年？"

2. "你从困难的童年中学习到了什么？"

3. "你是如何在以后的生活中补偿了小时候被剥夺的那些经历的？"

这些回答使他相信，人们有能力从几乎任何创伤中幸存下来。这给了他一种信念，即人们可以将他们的过去——即使是极其痛苦的过去——视作优势资源而不是弱点。

我们可以用许多不同的方式讲自己过去的故事。通过关注那些帮助我们生存下来的方法，我们可以开始尊重我们自己，并且带着自豪而不是遗憾回忆艰难的过去。（Furman，1998，p.56）

通过询问来访者如何让自己幸存下来，以及询问来访者运用了哪些自己的优势和能力，可能会使暴露疗法变得没有必要，就像下面这个案例所呈现的那样。

案例 11. 是什么帮助你幸存下来？

来访者用疲倦的声音说，在过去的 15 年里，他因为抑郁症看了 4 个治疗师。他做了 3 年的精神分析，参与了 2 年的来访者中心的团体治疗，还尝试过大量的身体疗愈。他服用了抗抑郁药物，但依然承受着抑郁的痛苦。治疗师问了他三个 Furman 提出的问题。面对第一个问题（"是什么帮助你度过了这么困难的童年？"），他回答道："我从来没有这么想过。"他总是把自己看作父亲施虐的受害者，无论如何都无法掌控所处环境。他发现他确实做了一些事情：他尽可能长时间地远离家，在他朋友的父母那里找到了避难所。他还意识到，做白日梦（如何让自己成为一名音乐家）是一个很好的策略。他意识到自己已经成功地逃离了父亲，这让他第一次从一个受害者（部分地）转变为一个成功的幸存者。这个变化增加了他的自我效能，进而产生进一步的积极情绪。

建立一种新习惯的关键就是一遍一遍在实践中重复。习武的人会明白，教练只能传授一小部分的要义，人们只有通过不断的训练，才能获得必要的经验。不要追求太多的技巧，要一种一种地学习，把每一种技巧都变成自己的。这种方式也适用于优势的建立。以下是一些能引起许多来访者共鸣的方法：

- 量表：填写优势测评量表（Values in Action，VIA）了解自己显著的优势是什么。

- 沟通：和其他人表达你自己的优势；讲讲这些优势是如何帮到你的；讲讲在你表现得最好时，它们是如何发挥作用的。在沟通中应用自己的优势。比如，如果你想基于好奇心展开对话，那么就要带着真正的兴趣提出问题。

- 写日记：把自己的优势写下来，在内心梳理这些优势。比如，如果你想让自己更谨慎些，就要考虑一个让你感到矛盾的情况，并写下得失。

- 自我监控：建立一个追踪系统来监控你一天的经历。追踪你每个小时所使用的优势。你可能需要一个闹钟或其他外部的设置，来提醒自己对所使用的优势进行监测。这会运用你的自我调节能力和策略。

如果来访者不能找到自己的任何优势，那么就请他们用更积极的视角看他们自己。焦点解决采用他人视角帮助来访者看到自己优势的问句有：

- "我最好的朋友们会说我有什么优势？"
- "他们知道我有什么品质和技能？"

- "我的孩子 / 父母 / 同事会说我的优势有什么？"

- "在什么时候他们会意识到我有这些品质？"

- "他们怎么知道我在某个时候用了这些品质？"

- "做什么事情会让我感到容易，而别人会感到很难？"

- "如果一位已故的亲人 / 友人看到我正在做的事情，让他 / 她感到骄傲的是什么？"

- "如果可能的话，关于我，他们会说些什么？"

- "关于我是如何做到这一点的，他 / 她会怎么说？"

案例 12. 左和右

长期经历躯体和性虐待的来访者很难看到自己的任何优势。治疗师会邀请他们把所有令自己不高兴的事情罗列出来。写在一张纸的左边。然后治疗师在中间画一条线，要求来访者思考希望看到什么来代替左边的每条内容，以及什么时候会出现例外的情况，将它们写在这张纸的右边。然后治疗师把这张纸对半裁开，把左边一半扔到废纸桶里。从那以后，治疗师和来访者开始聚焦于目标及例外进行工作。

练习 16. 渡河

在创伤中挣扎着生活犹如渡河：在照顾自己的同时，你还能培养新的技能，这些技能可以在未来帮助到你。请来访者思考一次痛苦的经历——虽然痛苦，但挣扎着活下来——并且问下面的问题：

- "从这次幸存的经历里我学到了什么？"

- "在这次经历中幸存下来，我当时利用了哪些优势或才能？或，我发展出了哪些优势和才能？"

- "现在我如何将这些优势或才能发挥到最大程度呢？"

练习 17. 镜映出最好的自己

让来访者邀请 10~20 个人写出他们（指来访者）是如何以某种方式展现出优势的 3 个故事。让来访者把收集到的所有故事放在一起，寻找共同的主题、惊喜和领悟。然后让他们把这些优势综合成一幅最好的自画像，总结他们的发现，和他们生活中的重要他人分享这些结果。20 个听上去好像是一个可怕的数字，但想想这可能会产生的影响。来访者将与 20 个人进行有意义的对话。他们将从这些人那里获得积极的、启发性的描述。他们可能会与生活中许多领域的人建立联系——个人的、社会的、工作的或精神上的联系。

通过能力迁移（competence transference）发现能力是另一个方式。邀请来访者讲述他们生活中的其他领域的能力、爱好或者特别的才能，比如运动。然后邀请来访者为了达到他们的目标，把这些能力发挥出来。比如，一名患有恐慌症的病人，每当他感到焦虑时，就运用他在深海潜水时的呼吸方式来让自己放松下来。

案例 13. 能力迁移

这位来访者多年来一直受到患有创伤后应激障碍的退伍军人丈夫的严重情绪波动影响。她采用了很多方式应对都没有效果。作为一个驯马师，她有能力训练一匹人们认为很难驯服的马。治疗师问她成功的秘诀，她说，她总是在它完成任务以后奖励它，即使只有一点小的成绩也要奖励它。她还解释道，她不愿严厉规训马，也不愿对它生气或者抛弃它。如果进展不顺利，她会停下来一天，给马一块方糖，第二天再试一次。说到这里，她意识到她可以利用她的才能，采取这种方式来解决丈夫情绪波动的问题。

案例 14. 百宝箱

我在给无国界医生组织担任心理健康培训师，或者为儿童及家庭工作时，我经常会带一些闪闪发光的小宝盒。在这些盒子里，保存着受训者或者孩子及其家庭所有的能力、优势和资源（他们可能还会增加新的优势）。这些宝盒被放在显眼的地方，我经常在培训课程或治疗过程中提到它们。

发现例外

来访者会认为，问题是首要的，例外情况（如果有的话）是次要的。相反，对于SF治疗师来说，例外情况被视为首要的。干预就是为了帮助来访者进行类似的反转，这将会发展出解决方案（De Shazer，1991）。当问到解决问题的关键——例外时，来访者开始第一次注意到它们。解决方案往往就是建立在这些从未被意识到的差异之上。

Wittgenstein（1953/1968）表示，例外就在表面，你不需要去挖掘它们。但是，来访者常常因忽视了例外，而认为问题总是发生。人们会因为事情简单和熟悉，而把对我们最重要的内容隐藏起来。

根据 Wittgenstein 所言，治疗师的工作不应该是挖掘问题、对问题进行推测或复杂化。这就是为什么在 SFBT 中，治疗师停留在表面工作，不做分类或抵制寻找问题本质的诱惑。治疗师的任务就是帮助来访者发现例外，并将例外拓展，以便这些例外情况开始对他们产生不同的影响。Heath 和 Heath（2010）称例外为**闪光点**（见本套书的焦虑分册）。有两种类型的例外：

- 与目标相关的例外："你何时会看到，你所期待的不同之处闪现在生活中？你上一次注意到它是什么时候？它是什么样子的？然后出现了什么与以往不同的事？"

- 和问题相关的例外："在什么时候，问题没有那么严重？有没有问题短暂不存在的时候？你什么时候能够更好一点地应对这个问题？"

故事 13. 流亡作家 Solzhenitsyn

Solzhenitsyn 被流放多年。在讨论劳改营里囚犯的腐败问题时，他说，他不会去解释有关腐败的问题："我们为什么要去解释，在气温低至零下时，房子为什么会失去温暖？ 我们需要解释的是，为什么有些房子，即使在零下的天气还能保持温暖。"

如果例外是刻意设计出来的，来访者就可以让它们再次发生。如果例外是自然发生的，来访者可以通过追踪例外或尝试预测例外来发现更多关于它的信息。

治疗师在听到这些例外被呈现出来时，要对来访者所做的一切表示赞赏。邀请来访者通过回答 3 个关于能力的问句讲述他们的成功故事：

1. "你是怎么做的？"

2. "你是如何决定要那样做的？"

3. "你是如何做到的？"

第一个问句假设来访者已经做了某事，因此就有了行动、能力和责任。第二个问句假设来访者已经做出了积极的决定，这让他们有机会书写会对自己的未来产生影响的人生故事。第三个问句是邀请他们讲述他们的成功。

在创伤后应激障碍谱系的 4 类症状（再次体验创伤、避免与创伤相关的刺激、消极认知和情绪，以及警觉性增加的现象）中都可以找到例外。

以下是在 PTSD 个案中，用于发现例外的 SF 问句：

- "虽然你觉得你可能会重新体验到那个事件，但是在什么情况下，它并没有再次出现？"
- "过去的几周里，你在哪几个晚上觉得好一点（睡得好、噩梦较少）？"
- "过去的几周里，你在什么时候感觉稍微放松了一些？"
- "过去的几周里，你在什么时候曾经有过伤害自己的想法，但并没有做出行动？你是如何克服这种冲动的？"
- "当问题结束了或者快要结束时，会有什么事情发生？"
- "你什么时候开始有要和他人、世界有更多联系的感觉？"

练习 18. 注意你能够克服冲动的时刻

虽然来访者经常说他们的问题行为（如：酗酒、滥用药物、赌博、自残、强迫行为）总是发生，但是在一些情况下，问题行为没有表现出来（或者没有表现得像之前那样严重）。这些就是来访者可以构建的例外，因为这些情况已经是他们本来具有的一部分。建议布置这项家庭作业的前提假设是，来访者肯定会有克服这种冲动的时刻，而且他们正在做一些不同的事情来克服这种冲动。把来访者的注意力引导到他们的行为上，而不是内在的感觉上。让人们注意到在类似的情况下，其他人是如何克服自己的冲动的，这可能也是有用的。

案例 15. 感恩你所拥有的一切

四年前，一个来访者的丈夫因车祸去世，她在车祸中也受了重伤。18 个月前，她的房子着火了，她的狗和许多私人物品毁于一旦。她陷入了抑郁、冷漠，有时甚至想结束自己的生命。她几乎无法照顾她的两个孩子（分别 7 岁和 9 岁），就把他们送到了住在附近的外婆家抚养。她的朋友们试图让她振作起来，分散她的注意力，但当她回到家时，悲伤像毯子一样把她盖住了。她的家庭医生给她开了抗抑郁药，但是因副作用，她很快就停了药。

治疗师听了她讲的故事，认可了她所经历的所有的糟糕事件对她的影响，然后问她："在什么情况下，你会知道你不再需要来这里治疗了？"她说她渴望的生活是，再次做秘书的工作并且享受其中（她现在病休），她希望她的孩子们回到她身边和她一起生活，希望从动物庇护所得到一只狗。治疗师问她，她是如何度过她的一天的；她是如何活下来的；目前为止，谁曾经帮助到了她。她说，她的家庭、朋友和邻居尽力照顾她。治疗师问，这些人在她身上看到了什么积极的东西，才愿意帮助她；令人惊奇的是，来访者提到，别人看到了她是一个很好相处的人，当别人需要什么的时候，她总是能够提供帮助。然后治疗师会邀请她从未来给自己写一封信（练习9）。

　　下一次会谈时，她看上去好多了，并且治疗师第一次看到她化了妆。她说，她写这封信的时候痛哭，意识到她要和两个孩子在一起生活。一周后，她说她在这周又和孩子们生活在一起了，而且在周末她自由地和朋友们出去玩。她还迈出了艰难的一步，第一次去为她的丈夫扫墓。后来她带着孩子去扫墓。经过几次会谈，她利用她的优势、资源和重要他人的帮助，可以再次发现自己生活的意义。在她给自己的信的最后，她给了自己明智而富有同情心的建议：感恩你所拥有的一切。她清楚地意识到，她是多么感激她的孩子们在火灾中幸存下来。治疗师赞美她的优势、进步、发现和对自己的鼓励。在四个月后的一次后续会谈中，她说她过得很好，正在组织一顿晚餐来感谢她的家庭、朋友和邻居给予她所有的支持。

量尺问句

通过量尺问句，治疗师可以帮助来访者表达复杂的、直觉性的观察结果，这些观察与经验和对未来可能性的估计有关。量尺问句是邀请来访者把他们的观察、印象和预测放到 10—0 量尺中（见本套书焦虑分册：为什么用 10—0 而不是 0—10）。量尺问句聚焦于进步、动机、希望和信心。这些量尺问句可以在会谈结束的时候，在寻找例外或者讨论了奇迹 / 目标后提出。量尺问句还可以是这样的："如果奇迹（或者你想要的未来）是 10，事情最糟糕的时刻（或者你在预约的时候）是 0。你想达到什么程度？"（很多来访者会说 7 分或 8 分）"在这个分数上会有什么不同？还有什么？你现在在几分的位置？你是如何让自己能够成功到达这个位置的（你怎么做到没有让分数低于现在这个分数的）？如果高出 1 分会是什么样子？你会做什么不同的事情？怎样才能提升 1 分呢？什么或者谁可能帮助你？"以下的问句也是很有用的："到达几分的时候，你就可以停止治疗了？或者在 10—0 量尺上，10 代表你能够很好地应对所发生的事情，0 代表你完全无法应对所发生的事情。你想达到几分？"然后问接下来的量尺问句。

案例 16. 量尺问句

例如："这里有一些不同种类的问题，叫量尺问句。你可以把事件放在这个 10—0 量尺中。10 代表你的生活处在最好的时候，0 代表相反的情况（见表 6.1）。你想要在这个量尺的哪个位置？到达这个位置后，你的生活会有什么不同？你会做什么不同的事情？你今天处在这个量尺的什么位置？在这个位置的时候，你是什么情况（你怎么做到没有让分数低于现在这个分数的）？你还做了什么？有一点进步的迹象是什么？如果分数高一点点，那会是什么样的？你会做什么不同的事情？谁或者什么可以帮助你让你的分数高一点？"

表 6.1 量尺问句

10	最期待的情况都实现了
X	现实的目标
$Y+1$	一小步的进展，或分数提高了一分
Y	现状，"你是怎么达到这个分数的？为什么分数没有比现在更低呢？你做了什么？这个分数对你来说意味着什么？谁会同意？你还做了什么？"
0	和最期待的情况相反

故事 14. 洗车

一家洗车店进行会员卡促销活动。每次顾客在这里洗车，都能在会员卡上盖个印章。一种情况是，集够 8 个印章，顾客就可以免费洗一次车（非领先组）。还有一种情况是，顾客要攒够 10 个印章，才可以免费洗一次车——但是顾客会预先获得 2 枚印章（领先组）。

虽然两个组的目标是一样的：购买 8 次洗车服务，然后获得额外的奖励。但心理上是不同的，对领先组来说，他们是在已有的 2 枚印章（20%）的基础上朝着目标前进；而另一组需要从头开始。几个月后，非领先组的顾客中有 19% 的人获得了免费洗车的机会，而领先组中有 34% 的人获得免费洗车的机会（领先组可以更快获得免费洗车机会）（Cialdini，1984）。

因此，人们发现，在较长的旅程中完成其中一部分任务，比在较短旅程中，从起点上启动，让人更有动力。激励行动就是让人们感觉他们比自己想象的更接近终点线。这就是为什么 SF 治疗师总在问："你是怎么做到没有让分数低于现在这个分数的？"这是在为来访者的洗车卡预先盖上一些印章。

从认知的角度看，抑郁常与焦虑相伴，其特点是对自己、生活（世界）和未来持负面观点（见本套书的抑郁分册：聚焦于发展对自己的积极观点）。

聚焦于问题的治疗师也常常使用量尺问句。但是，这些量表常常用于对问题的评估，包括：抑郁量表、焦虑量表或者 EMDR 中的 SUD（主观痛苦感觉单位）量表。在这些量表中，最高分是问题的极致状态，0 分是问题不存在。正如前面几章介绍的，问题不存在并不意味着一个人当下有积极的感受、想法和行为。在 SFBT 中，中性量尺替代了焦虑或压力量表，10 分代表完全放松，0 分相反。

本章的 SF 问句

67. "在你所经历的事件中，你发现了自己有什么优势？"或"为了让人们避免这些糟糕的经历，你会给出怎样的建议？"或"你什么时候会对自己感到自豪？"

68. "是什么帮助你度过了这么困难的童年？你从困难的童年中学习到了什么？你是如何在以后的生活中补偿了小时候被剥夺的那些经历的？"

69. "你何时会看到，你所期待的不同之处闪现在生活中？你上一次注意到它是什么时候？它是什么样子的？然后出现了什么与以往不同的事？"

70. "在什么时候,问题没有那么严重?"或"有没有问题短暂不存在的时候?"或"你什么时候能够更好一点地应对这个问题?"

71. "你是怎么做的?"或"你是如何决定要那样做的?"或"你是如何做到的?"

72. "虽然你觉得你可能会重新体验到那个事件,但是在什么情况下,它并没有再次出现?"

73. "过去的几周里,你在哪几天晚上觉得好一点(睡得好、噩梦较少)?"或者"你在什么时候感觉稍微放松了一些?"

74. "过去的几周里,你在什么时候曾经有过伤害自己的想法,但并没有做出行动?你是如何克服这种冲动的?"

75. "当问题结束了或者快要结束时,会有什么事情发生?"

76. "你什么时候开始有要和他人、世界有更多联系的感觉?"

77. "如果奇迹(或者你想要的未来)是 10,事情最糟糕的时刻(或者你在预约的时候)是 0。你想达到什么程度?在这个分数上会有什么不同?还有什么?你现在在几分的位置?你是如何让自己能够成功到达这个位置的?(你怎么做到没有让分数低于现在这个分数的?)如果高出 1 分会是什么样子?你会做什么不同的事情?怎样才能提升 1 分呢?什么或谁可能帮助你?到达几分的时候,你就可以停止治疗了?"

78. "在 10—0 量尺上，10 代表你能够很好地应对所发生的事情，0
代表你完全无法应对所发生的事情。你想达到几分？"（然后问
接下来的量尺问句。）

　　下一章，我们将看到，在后续会谈中，如何聚焦于前行的每
一小步。当问题很大且难以应对时，采取"一小步"意味着低门
槛、低风险、成功机会更大，通常会产生滚雪球效应，导致巨大
的变化。

第七章
推动进步

概　述

在后续会谈中，来访者和治疗师会一起探索有哪些地方发生了改善。探索的重点是每一小步的进展。因为当问题较大、令人难以应付时，讨论小的改变会比讨论大的改变更有效。小步前行（baby steps）的优点是：难度低、风险小、成功概率大，还能通过滚雪球效应带来大的改变。

来访者把消极故事改写成有积极意义的故事，或者使用积极意象，这些也可以促发改变。家庭作业则可以引导来访者更多关注于最有助于实现其目标的部分，这将促使改变进一步发生。

后续会谈

在后续会谈中，治疗师可以通过这样的提问来开场："从上次会谈结束至今，有哪些情况变得好一些了？"然后详细询问那些变好的细节、给予赞美、强调来访者在其中的贡献。在会谈的最后，要询问来访者是否需要下一次会谈。如果需要，就询问他们想何时来谈。来访者多半会认为没必要再谈了，即便预约了下次会谈，时间间隔通常也会比其他流派更长。

De Shazer（1994）认为后续会谈旨在对从上次会谈后到本次会谈前的这段时间的情况进行询问，以帮助来访者发现一些进展。只要我们仔细探寻，总是能发现一些进展的。这样做的另一个目的是核查来访者是否认为上次会谈是有用的、他们是否觉得情况变好了一些。后续会谈还可以帮助来访者认识到他们做了什么或发生了什么才让情况得以改善，这样他们就知道以后要多做些什么了。此外，这还能帮助来访者搞清楚改变是否已经足够了、是否还需要后续治疗，并确保治疗师和来访者不在无效的方法上浪费时间，转而寻求其他的方法。

评估进展

治疗师和来访者如何能知道他们是在正确的方向上推进呢？很重要的一点是要对进展进行追踪，提高治疗成功的概率。Duncan（2005，p.183）说："你并不需要一个完美的方案，但你需要知道方案是否有效——如果无效，就要快速调整策略以尽可能让进展发生。"如果在治疗早期没有取得任何进展，那最终实现来访者目标的可能性就会降低。如果到第三次会谈时情况都没有改善，那么整个治疗也不太可能有进展了。而如果直到第六次会谈，来访者都觉得治疗没有帮助，那很可能无论治疗再进行多久，他们都觉得没有帮助。要预测治疗是否成功，比起诊断和治疗流派，更重要的是了解治疗的实际起效情况。有些治疗师在治疗过程中得到了治疗缺乏进展的反馈，而有些治疗师则没有了解到此类信息。在治疗结束时，前者所治疗的来访者的情况会比后者的来访者中65%的人的情况要好。如果治疗师能了解治疗进展，那来访者的情况恶化的可能性就不大，实现临床显著改善的可能性会成倍增加。

"有哪些情况变得好一些了？"这种问法与"情况有没有变好一些／事情还顺利吧／你好吗／从上次会谈结束至今，情况如何了？"这类问法是不同的。"有哪些情况变得好一些了？"意味着进展其实已经发生了，只是需要我们去关注和寻找。来访者被问到这个问题时通常会感到意外，第一反应可能是回答"没有啊"，因为他们确实没有想过哪些情况好转一些了。遇到这种情况，治疗师可以继续询问来访者，最近什么时候问题没有发生或不那么严重。SF 治疗师相信只要找就总能找到例外，所以他们不问"有没有例外"而是问"什么时候会发生 / 曾发生过例外"。除了"有哪些情况变得好一些了？"这种问法之外，治疗师还可以问"情况有哪些变化？"或者"有哪些你觉得还不错的情况？"当然也可以使用第二章中讲过的四个 SF 基本问句。

De Jong 和 Berg（2002）强调在后续会谈中要使用 EARS 技术。E 代表启发（eliciting），引出事情的进展和例外。A 代表扩展（amplifying），邀请来访者对例外时刻与问题时刻的不同之处进行更具体的描述。治疗师和来访者一起检视例外是如何发生的，特别是来访者对例外的发生起了什么作用。R 代表强化（reinforcing），治疗师通过探索例外和赞美，对来访者取得的进步和引发例外的因素进行强化。S 代表重复（start again），再继续探索其他的进展："还有什么变得更好了？"

练习 19. 有哪些情况变得好一些了？

以"有哪些情况变得好一些了？"来开启下一次后续会谈吧！你会发现来访者开始期待会谈并反思有哪些地方改善了。如果对方的回应是"没什么变好了"或"情况变得更糟了"，那就先承接住对方失望的感受，然后想办法与对方保持在积极的轨道上。

对于"有哪些情况变得好一些了？"这个问题，来访者的回答可能有四种。来访者的进展如何以及家庭作业是否适合他们，这些决定了治疗师是要继续原先的治疗路径还是要做些调整。治疗师应该根据每个来访者的情况去调整问题和家庭作业建议（见第四章）。有一点我们要记住，即便来访者对自己的情况持有悲观、怀疑的态度，他们都是希望问题能被解决的。因此，仔细倾听和了解来访者希望如何改变很重要。在后续会谈中，一定要充分利用好治疗联盟（见第四章），保持已取得的进展并在此基础上继续发展。此外，治疗师需要核实家庭作业是否有用，还要留意任何可能的退步。来访者的四种回答是① "情况好一些了"；② "对此我们看法不同"（当来访者不止一个人时）；③ "情况没什么变化"；④ "情况变得更糟了"。

好在，无论是哪种回答，SFBT 都有相应的策略可以继续工作（Bannink，2010a，2010c）。

案例 17. 没有变好

当治疗师询问情况有何进展时，来访者可能回答"没有变好"。治疗师先请来访者说说在过去一周里最糟糕的时候，在承认这确实很不容易后，治疗师转而询问例外："那么，相比于最糟糕的时候，其他时候情况会好一些。请你说说那些时候的情况。还有，你是如何让它们发生的呢？"

那些说情况变得更糟的来访者往往经历过长期的失败，或者已经和问题斗争了很多年。如果治疗师过于乐观，就可能帮不到这类来访者。因为这类来访者需要一些空间来叙述自己的故事，包括与之前的治疗师之间的不好的体验。你可以在本套书的抑郁分册里找到更多如何与这类悲观的来访者工作的策略，还可以在本册第四章找到关于如何预测下一次危机以及如何应对自杀倾向的内容。

对认为情况变得更糟的来访者，邀请他们回答以下 SF 问句：

- "在这种情况下，我怎么才能继续生活下去呢？"

- "我是如何做到至今仍未放弃的呢？"

- "事情何以是现在这样，而不是更糟呢？"

- "我能为哪怕一点点小变化而做的最小的事情是什么？"

- "他人能帮我做些什么？"

- "我能想起哪些曾经有用的事情，我可以再试试？"

- "什么最能帮我重整旗鼓，面对困境？"

练习 20. 至少三个赞美

持续关注哪些是起效的、哪些是不同的，以及来访者是如何让这些发生的。在每次后续会谈中，至少给来访者三个赞美，并且提一些关于能力的问句："你是怎么做的？""你是如何做到的？""你是如何决定要这样做的？"（见第六章）留意这给来访者和作为治疗师的你带来了什么不同。

感　恩

感恩能抵消创伤所带来的一些影响，因为它可以让来访者的关注点从这个世界及自己生活中不好的方面转移到好的方面。

感恩不仅仅是感激他人对自己的帮助，它还是对生活中积极部分加以关注和欣赏的一种更广义的生活取向。通常我们所说的生活取向包含乐观、希望和信任这些情感，但没有包含注意并欣赏积极的地方。例如，"乐观"代表了对未来结果的期待的生活取向，"希望"则包括这种期待以及看到实现这一期待的方法的倾向。

感恩与幸福感密切相关（Wood，Froh，& Geraghty，2010）。临床上用于提升感恩水平的干预方式是值得尝试的，它们能帮助人们理解幸福，并通过简单的练习增强幸福感（见下）。

关于感恩的研究（Seligman，2002）表明：

- 表达感恩对愉悦水平有短期（几周）的积极作用（提升25%）。那些常常感恩或习惯于感恩的人比其他人更快乐一些。

- 相比于记录不满或记录所有事情的人，每周记录感恩事件的人的愉悦水平要高25%。

- 要求被评估为严重抑郁的人在15天中回忆并记录每天发生的三件他们觉得还不错的事情。他们每晚抽出15分钟写下当天发生的还不错的事以及这些事进展顺利的原因。94%的人都从严重的抑郁状态变成了轻度或中度的状态。

练习 21. 感恩日记

邀请来访者购买一本漂亮的空白本子来记录感恩日记。请他们描述一天中值得感恩的事情。除了简单罗列这些事情之外，还要写下每件事情何以会发生，以及自己做了什么让这些事发生。这样做能培养他们发现好事发生的迹象以及自身优势与资源的能力。

练习 22. 感恩四步走

邀请来访者做这个感恩四步练习。通过练习，他们会体验到更多的满足和幸福感。这四步如下：

1. 找到一些不带感恩的想法；

2. 形成替代性的感恩想法；

3. 用感恩的想法替换不感恩的想法；

4. 把积极的感受转化为行动：带着它去做点什么。

练习 23. 值得感恩的事

邀请来访者在每天早上起床后，找出 20 件值得他们感恩的事情。这个任务看起来有些困难，但一旦他们形成习惯并找到正确的思考模式，就容易做到了。这里有一些值得感恩的事情的例子：我有自来水用，我有地方住，我有干净的衣服穿，我活着，我有朋友，等等。

邀请来访者去探索哪种方式最好：写下感恩；对伴侣或家人说出感恩；或是默默记在心里。先让来访者这样做一周并留意这给自己带来的变化。然后询问他们是否愿意继续这样做。

案例 18. 学会感恩

一位来访者告诉治疗师，她终于能把自己被强奸这件事放下了。她说："很感恩自己学会了感恩。"她能继续生活，能再一次享受生活中的美好了。

练习 24. 绘画的使用

邀请来访者画出他们生活中的快乐事件，请他们跟你讲讲这些事。来访者自己平时也可以把觉得做得还不错的事画下来。绘画还可以用于描绘对未来的期待，或者可以画一个圈，让他们指出希望这些创伤经历未来在圈的哪个位置，再指出它们目前在圈的哪个位置，以及他们可以采取什么方法一步步地放下这些创伤经历（Bannink，2014b）。

改写消极故事

让来访者把消极故事改写成有积极意义的故事，或者是使用积极意象，这样做也会给治疗带来进展。一旦来访者意识到自己并不是故事本身，自己是自己、故事是故事，他们就能开始为自己创造出更有助益的故事或意象。以下四类消极故事是可以被改写的（O'Hanlon，1999）：

- 归责的故事：在这些故事中，有一些人是不好的、做错了事的、动机不良的、导致问题发生的。
- 不可能的故事：在这些故事中，改变似乎是不可能发生的。
- 不被许可的故事：在这些故事中，人的感受、渴望、向往或者行动是错误或不可接受的。
- 无法负责的故事：在这些故事中，人们声称由于自己受控于他人或其他因素，所以无法为自己的行为负责。

练习 25. 正向归责

将消极故事改写成有积极意义的故事的一个方法是"正向归责"。大多数来访者都会负向归责，他们可能没听说过正向归责这个概念，所以当听到治疗师从正向角度询问时，他们会感到意外。治疗师向来访者询问例外、过往的成功经验或当下的解决方案，这就是在正向归责。你怎么做到的？你是如何决定要这样做的？你怎么想到那么好的方法的？这些关于胜任力的问句都传递了一个信息——来访者已经具备了一定的能力，必要时他们能够让过去的这些成功重现。

练习 26. 愧疚感的第一个小改变

邀请那些感到内疚的来访者回答这个问题："你现在感到非常内疚。但你认为你的想法中可以有些什么小小的改变，它能让你看到也许，仅仅是也许，不完全是你的错，你当时已经尽力了？"或者问来访者："如果换成别人，他们也会和你有一样的做法吗？"这个问题能帮助来访者停止对已经发生的事进行自我谴责。

案例 19. 二月人

Erickson（1989）在《二月人》（*The February Man*）中讲述了 Mary 的故事。Mary 被催眠回到六岁那年，她看见自己的妹妹穿着衣服爬进了装满水的浴缸。她试图把妹妹拉出来，但是妹妹还是落入了水中，眼看就快淹死了。Mary 大声呼唤妈妈，妈妈闻声赶来一把拽出了已经脸色发青的妹妹。Mary 回忆起这些时，依然感到内疚与不安。

Mary 含泪告诉了 Erickson 这个故事，Erickson 对她的行为进行了肯定。他说："你看到妹妹有危险，叫妈妈来救了她。你当时还没有那么大的力气，没办法抓住她，但你很聪明，马上就喊来了妈妈。"当小 Mary 用新的角度去看待这件事、改变了原先的归责故事时，她感觉好多了。Erickson 对 Mary 不同生命阶段的几段遭遇进行了这种干预，对她童年时期的痛苦经历进行安慰和支持。

案例 20. 再次想象那个场景

邀请来访者使用积极意象对创伤画面做调整，以改变与之相关的负面想法、感受和行为。来访者表示自己再次想起了那个闪回时会出现的场景。只是这一次，成人的她径直走向小女孩，把小女孩带走了，一边亲切地安慰她，一边温柔而有力地抱着她。成人的她保护着小女孩儿免受凶悍母亲的伤害。她说这听起来有点荒唐，但自己感觉很棒。

还有一种处理焦虑和恐惧的方法是"对杏仁核低语"（让自己慢下来和安静下来）（见本套书的焦虑分册）。如果创伤经历导致情绪失调，那杏仁核就会被激活，情绪复原力和行为灵活性会受到限制。这时可以用自我对话策略来处理，它可以激活意象或者内部对话。

有复原力的人能与自己的情绪建立一种平和的关系，能用更健康的方式与自己相处——善待自己。善待自己不仅是对当下的自己进行安抚，还要尽力减少未来的痛苦。

Neff（2011）认为，自我关怀（self-compassion）包含三个主要内容。第一个内容是要自我关怀，而非自我批判。在经历痛苦或失败时，自我照顾的人对自己是宽容、疼爱的，而自我批判的人对自己是强硬、苛刻的。第二个内容是要认识到人性是共通的，而非特有的。人性共通是说失败感和匮乏感是人类共有的体验。如果一个人在失败时觉得只有自己有这样的状况和体验，那他就会感到孤独、与他人失去联结。最后一个内容是要调节情绪，而非过度认同。那些能够调节自身情绪的人能保持一种平衡，正确处理情绪。他们对生活中不如意的部分既不忽视也不过度反刍。而那些过度认同的人往往会被失败困住，并将此视为个人缺陷的证据。

提升自我关怀水平能给很多方面（比如，对自己生活的满意度、智慧、乐观、好奇心、目标设定、社会联系、个人责任、情绪复原）带来积极影响。

案例 21. 多一点自我关怀

一位来访者说她的青少年时期很糟糕，因为她父母都有精神疾病，对待彼此和孩子都很不好。后来她和她的家人遭遇飞机失事，虽然他们活了下来但受了很重的伤。此外，在第一次会谈中，来访者提到自己的小女儿意外怀孕了。来访者说自己时常哭泣，失去了往日的毅力和勇气。她觉得很难为自己做点什么，也想知道如何能更好地自我安抚。

治疗师对她的感受表示理解，并对她难以自我关怀这一点进行了正常化。因为在她小时候，她的父母没能为她做出榜样。在没有榜样的情况下，来访者是如何在自己的孩子需要她的时候成功地安抚他们的呢？她是从哪里学会为他人着想的呢？治疗师还会问来访者一些例外问句："你何时曾做过一点点的自我关怀呢？""你那时具体做了什么？""未来如何能多做一些？"

练习 27. 自我关怀

邀请来访者回想他们生活中曾对自己更好一些的时刻，哪怕只是一点点（例外）。询问他们具体做了什么、如何做到的、带来了什么积极影响。然后询问来访者为了以后能更多做到自我关怀，他们可能会采取的一小步是什么。

练习 28. 慈悲冥想

邀请来访者找一处不被打扰的地方，舒适地坐着。请他们把双手轻轻放于双膝，掌心朝上，闭上眼睛做几次深呼吸。对他们说："顺其自然，继续观察你的呼吸。关注呼吸是为了练习活在当下，此时此刻。你不需要压制自己的想法，就让它们如其所是，意识到它们出现了又消失了。"

正念练习是用来培养仁爱之心的。先让来访者回想一个让他们产生温暖和怜爱之情的人或动物。一旦来访者找到这种感觉、在心中创造出一种积极情绪，就请他们把这些人或动物的画面轻轻放下，只是保留这份感受。然后请他们把这份感受扩展到他们自己身上，像珍爱自己襁褓中的孩子一样深切且纯粹地珍爱自己。随后，让他们把温暖和怜爱之光洒向周围的人，先是自己最熟悉的人，再逐渐扩大到其他朋友和家人，再到所有与自己有联系的人。最后，请来访者把这份爱与善扩展到地球上的所有人和生命——愿他们都幸福（Fredrickson，2009）。

练习 29. 写给困难时期的一封信

来访者在自己需要安抚时，有时候会想不起来或不知道要做些什么才有效。写给困难时期的一封信（Dolan，1998）能在此时给来访者提供帮助。他们可以随身携带这封信。信中是来自最了解来访者的那个人的智慧，而那个人就是他（她）自己。邀请来访者在其内心平静的时候坐下来给自己写一封信，信中包括以下内容：

- 列出一些让你觉得舒适的活动；
- 记下能支持到你的朋友或家人的名字及电话号码；
- 提醒自己你的长处和优点；
- 提醒自己你的特殊才能、能力和兴趣；
- 提醒自己你对未来的期待；

● 给自己一些专属于你的建议或对你而言很重要的提醒。

练习 30. 受害者还是幸存者

有句话说得好："今天是你余生的第一天。"下面这个四步练习（Dolan, 1991）能帮助来访者找到自己想在余生中扮演的角色——受害者还是幸存者（甚至是奋斗者）。

1."今后一个月，周围的人和环境都和现在一样，但你感觉那段经历对自己的影响变小了一点点，你希望看到自己的生活是什么样的？"

2."想想你对上一个问题的回答、你对今后一个月的目标，你会有什么想法和感受？如果你把自己视为受害者，你要怎么做来达成自己的目标？"

3."请再把自己视为幸存者，重新回答一下上一个问题。"

4."你注意到这两次回答有哪些差异吗？你将做些什么不一样的事情？采用哪一个视角对你最有帮助？"

练习 31. 最坏的情况

一些非常悲观的来访者会很担忧出行或假期，他们害怕会发生不好的事。此时，治疗师可以让他们把出行或假期当成拍电影，来访者是导演，所有家庭成员依据他们平时的情况扮演好自己的角色（那些可能让他们自己或他人头疼的角色）。作为导演要让演员都完美地说出台词、按照一贯的方式行事。

或者你可以邀请来访者在出行或假期前想象可能发生的最坏的情况，而后把实际发生的情况和想象的最坏情况进行对比，看看它们是否一致（多数时候是不一致的）。

关于家庭作业的建议

很多心理治疗流派都认为家庭作业很重要。但 De Shazer（1985）认为就算来访者没做作业，他也能从中有所收获。他还发现将不做作业视为来访者的一种处事方式（而非阻抗的表现，见第五章）能使自己与来访者建立起一种合作性关系，其中不包含家庭作业。这一发现让他很受触动，因为在此之前他也认为如果想要发生行为上的改变，那家庭作业是必不可少的。

不过，在每次会谈的最后，治疗师可能会给来访者提供一些关于家庭作业的建议，以引导他们注意到那些有助于他们达成目标的经历和情况。

对于消费型来访者，治疗师会给一些观察和行动建议（建议来访者去做一些不同的事）。对这类来访者来说，这样做是锦上添花，同时这也能给治疗师带来一些他们非常需要的正反馈，让他们觉得自己是有胜任力的。

对于访客型来访者，治疗师不给作业建议。毕竟他们的问题都还没有被界定清楚，也没讨论目标或相关的例外是什么。治疗师尊重来访者看待事物的框架、做出回应、赞美他们的优势和资源，并肯定他们的到来。治疗师会建议，在下次会谈中双方继续一起探索他们做点什么才会对来访者最有帮助。

对于抱怨型来访者，治疗师只会给一些观察性作业。如果来访者尚且无法准确陈述治疗目标或例外，治疗师会给以下作业建议中的一条：

- "留意生活中发生些什么会让你觉得问题是可以被解决的。"
- "思考自己希望通过这几次会谈达成什么样的目标。"
- "留意生活中有哪些是你觉得还不错所以希望继续保持的，或者发生了什么是你希望继续发生的。"
- "注意观察生活中的积极时刻。"

- "留意情况有所好转的时刻。"

- 使用量尺问句："注意一下，什么时候你在量尺上的分数高一点了？那时你和／或（重要）他人做了些什么？"

- "留意是什么给了你解决问题的希望感。"

布置观察性作业意味着例外可能再次发生且会增强来访者解决问题的希望感。同时，这也暗示了来访者在自己的生活经验里就可以找到这些有用的信息。

如果来访者对改变还有所犹豫，治疗师就该建议他们先观察而不是行动。行动性任务让人感觉要跨出一大步；相较而言，观察性任务就没那么让人有畏难情绪。因为来访者没有一定要做出改变的压力，他们更愿意观察自己已经做了些什么，这样他们可能会发现更多例外。如果来访者还不知道应该如何向前迈步，那做观察性作业可能会有所帮助。

- 从现在到下次会谈前，注意观察什么时候事情发生了哪怕一点点好转，以及你做了什么让它发生。

- 观察什么情况下问题的严重程度会低一点，即便只是低一点点。

- 观察在问题出现时，你能应对得稍好一些的时候。

De Shazer（1988）有时还会在任务中加入一点预测性内容。预测性任务就是预测曾经的例外会再次发生，而且发生的时间可能会比来访者想象的更早。如果来访者预测会有更好的一天，那他们会更愿意去寻找一些迹象来证实这一点（积极的自我实现预言）。治疗师可能会给那些能够描述出自发性例外的抱怨型来访者布置预测性任务（见练习 32）。

练习 32. 预测性任务建议

邀请来访者这样做：

● 先预测第二天情况会是什么样的，之后在第二天晚上找到当天情况如此的原因，然后再对接下来的一天做预测。

● 理清是什么导致了自己的预测最终实现与否。

案例 22. 首次会谈的公式化任务

在第一次会谈的最后，治疗师会给来访者布置首次会谈的公式化任务："从现在到我们下次见面前的这段时间，我希望你可以观察一下生活中发生的事情，看看有哪些是你希望持续发生的。"这一干预策略明确了治疗针对的是现在和未来，而非过去。治疗师预计会发生一些不错的事，这常与来访者的预期相反。布置这个任务会让来访者知道治疗师确信会有变化出现。对来访者而言，这个任务并不难完成，毕竟它没有要求来访者做出什么改变，只是要求来访者注意观察。观察是来访者无论如何都会去做的，这个建议只是对他们观察的重点做了些引导。

关于家庭作业的建议，你可以邀请来访者：

1. **观察积极的方面**：从现在到我们下次见面前的这段时间，注意你的生活（婚姻、家庭、工作）中所发生的事情，看看有哪些是你希望持续发生的。

2. 力所能及地**让一些积极的事情或例外多发生**：继续做你正在做的那些有用的事，留意你还做了哪些其他有用的事。

3. **弄清楚自发性例外的情况**：了解更多关于自发性例外的情况，搞清楚自己做了什么让这些例外发生的事。

4. **尝试做假定解决方案的一小部分**：当成一次实验，只做其中的一小部分。

案例 23. 至少 10 件事

一位在交通事故中受伤严重的来访者正饱受闪回和闯入性思维的折磨。他的治疗师给他提出了这样的家庭作业建议：找出至少 10 件能帮助你朝向正确方向（对这位来访者来说就是能平静下来、能清晰思考）前进的事，在下次见面时告诉我。

来访者可能找不到这 10 件事，他可能会问他的家人什么事对自己有帮助。找出 10 件事这个任务是具有挑战性的（通常也是有意思的），它能让来访者想出一些超出自己认知局限的、更有创造性的想法。

治疗性仪式

进行治疗性仪式可以作为家庭作业里的一种练习。人类社会有各种仪式，它们不仅包括宗教的礼拜仪式，还包括某些社会的成年礼、净化仪式、效忠宣誓、落成仪式、加冕典礼、婚礼、葬礼、毕业典礼、社团大会、体育赛事、老兵节游行等等。仪式的举行创造了一种治疗性的框架，它将集体活动、象征物和那些塑造了参与者的生活体验与认知秩序的重大事件置于其中。这个框架有助于将生活中的纷乱进行简化处理，并强行为生活赋予一套看似合理的意义体系。有时候，如果来访者缺少了某些能促进其生命周期转换的仪式，他们的疗愈过程就会受到阻碍。治疗性仪式能让来访者调动自身资源以帮助其疗愈、成长和改变，也能帮助来访者化解冲突和怨恨、找到自己的新角色和关系边界、为他们当下的生活建立起共同意义。

仪式分为两类：阶段性仪式和稳定性仪式。阶段性仪式标志了人从生命的一个阶段进入另一个阶段，包括出生、成年、结婚和死亡。这类仪式是特定且短暂的，让人能通过仪式主动地完成这种转变而不是被动地在过程中思来想去。仪式上通常会选择一个与事件相关的象征物，比如一张逝者的照片或者交通事故中的汽车碎片。在来访者和治疗师共同策划的治疗性仪式中，这种象征物会被烧掉或埋起来。稳定性仪式则通常会成为一种习惯，用来防止出现问题，并在创伤经历后保持稳定和联结。这类仪式可以是一个人单独做的，也可以是和重要他人一起做的，用一种积极的方式将人们联系起来。写日记、晚上共同散步，这些都是稳定性仪式的例子。

练习 33. 具有治疗功效的解决信

Dolan（1991）的具有治疗功效的解决信技术可以帮助来访者提升生命活力。来访者要在家庭作业中写四封信，然后带到下次会谈中来。第一封信写的是来访者对某些人或事的尚未解决的情感。第二封信写的是来访者害怕得到的一些回应，这些回应来自那些会伤害来访者或对来访者缺乏善意的人。第三封信写的是来访者希望获得的东西，包括他们所寻求的认可以及伤害自己的人的道歉。第二封信完成后要紧接着写第三封信，这样才能减轻创伤，否则可能适得其反。第四封信则是在来访者想写的时候再写，内容是来访者对更好的未来的希望——创伤真正成为过去，来访者不仅仅是活下来了，而且活得更有生命力了。

练习 34. 稳定性仪式

请来访者想一想过去常常独自或和伴侣／家人一起去做的事情有哪些。可能是每周末一起看电影、一起读一本书、晚上出门散步或给彼此做做按摩。

询问来访者在目前的情况下可以开展哪些仪式化的活动。请来访者邀请另一些人参与到这些仪式化的活动中来。一个月后询问来访者参与这个仪式活动对他们及其他人有没有益处。如果没有，那就请他们对活动做些调整或者换个别的活动。

本章的 SF 问句

79."从上次会谈结束至今，有哪些情况变得好一些了？还有呢？"或者"情况有哪些变化？"或者"你注意到哪些你觉得还不错的情况？"

80."你何时曾做过一点点的自我关怀呢？未来如何能多做一些？"

81."今后一个月，周围的人和环境都和现在一样，但你感觉那段经历对自己的影响变小了一点点，你希望看到自己的生活是什么样的？想想你对上一个问题的回答、你对今后一个月的目标，你会有什么想法和感受？如果你把自己视为受害者，你要怎么做来达成自己的目标？请再把自己视为幸存者，重新回答一下上一个问题。你注意到这两次回答有哪些差异吗？你将做些什么不一样的事情？采用哪一个视角对你最有帮助？"

下一章，我们将看到 SFBT 是如何确保来访者处于主导位置

的，来访者是决定何时结束治疗的那个人。我们还会谈到"行为
维持"（而非"复发预防"）这个概念，会给出一些应对治疗过程
中的僵局和失败的建议。在治疗的一开始，治疗师可能就会邀请
来访者去思考当治疗取得成功、治疗结束或走出创伤阴霾的时候，
他想要如何庆祝。

第八章
结束治疗

概　述

从治疗一开始就讨论期待的未来，可以带来乐观情绪和希望感。由来访者决定他还需不需要后续会谈，以及什么时候结束治疗。SFBT 不关注如何预防复发，而是关注那些已经取得的进展以及如何维持这些进展。本章还描述了导致治疗僵局和失败的四个因素。在治疗的一开始，治疗师就会邀请来访者去想当治疗取得成功、治疗结束或走出创伤阴霾的时候，他要如何庆祝。

结束治疗

如果治疗师接受来访者以阐述问题来开启治疗，那同理，治疗师也应该接受来访者以描述情况的改善来结束治疗（De Shazer,

1991）。我们要把每次会谈当成最后一次会谈，有时候一次会谈可能就够了。

　　与传统的心理治疗流派不同，SF 在治疗的一开始，就会展开关于治疗结束的讨论。关于目标制定的问句（"什么能表明你已经做得足够好，不需要再来这里了？"）就明显体现了这一点。治疗师希望通过这种方式让来访者用正向、具体、可衡量的语言来描述其心中的成功治疗会带来什么结果。对所期待的未来的细节描述非常重要："你具体会做什么不一样的事，这样我就能知道你期待的情况已经发生了？"

　　量尺问句也可以用于衡量何时能结束治疗："你／你的重要他人／介绍你来治疗的人认为，你在 10—0 量尺上达到几分的时候就可以不用再来治疗了？"有时候，治疗可能在分数较低的时候就结束了，那是因为来访者已经获得了足够的希望感、信心和动力，他们不再需要治疗的帮助，而是可以自己继续前进以达成目标了。

行为维持

　　复发预防是治疗结束阶段的标准干预步骤。但是，对"复发"

进行讨论会给人带来何种暗示或预测呢？诚然，想要维持来之不易的变化并非易事，需要来访者坚定决心并付出努力。但与其讨论复发和如何预防复发，不如讨论已经取得的进展和如何保持这些进展。按照这个思路，复发预防就成了"行为维持"。

治疗师要关注来访者（和他人）已经做到的、有助于康复或预防的那些事，还可以据此制订一个康复计划——尤其是对有严重精神问题（比如精神病、重度抑郁或自杀想法）的来访者。要想了解这些内容，可以询问来访者在经历了之前的危机 / 住院治疗后，重新恢复生活时都发生了什么：

- "在你开始感觉情况好转时，你在做什么？"
- "在你开始摆脱……（例如抑郁发作）时，发生了什么？"
- "你从之前的危机 / 住院治疗中获得了什么，可能对应对当下的情况有所帮助？"

练习 35. 维持积极改变的五十种方法

你还记得 Paul Simon 的《离开爱人的五十种方法》（50 Ways to Leave Your Lover）这首歌么？你可以给来访者布置这样一项既有趣又有挑战性的任务：

- 想出要维持你自己做出的积极改变的 50 个理由；

- 想出维持这些积极改变的 50 个方法；

- 想出维持这些积极改变将会（给你自己 / 重要他人）带来的 50 个积极结果。

有关行为维持的 SF 问句有：

- "你（曾经）是如何让生活回到正轨的？"

- "回到正轨的情况应该是什么样的？你和其他人如何就能知道情况回到正轨了？"

- "你如何找到让一切重回正轨的勇气，而不是放弃？"

- "你是如何知道自己有能力和勇气让情况再次好起来的？"

- "你是如何能再次做到这些的？"

- "你还具备了哪些素质能帮你做到这些？"

- "你做些什么可以确保自己维持这些积极结果？"

- "在 10—0 量尺上，10 代表非常有信心，0 代表一点信心都没有，你现在有几分的信心？"（后续使用量尺问句。）

- "在 10—0 量尺上，10 代表非常有动力，0 代表一点动力都没有，你对维持当前所取得的成功有多少动力？"

- "如果以后事情不如现在这般顺利了，你能从这段时间的会谈中想起什么并用以应对不顺？"

僵局和失败

一般而言，接受过治疗的来访者比 80% 未接受过治疗的来访者情况要好（Duncan，Miller，Wampold，& Hubble，2010），但是脱落问题仍值得注意。虽然很多来访者从治疗中获益，但还有一些人并非如此。来访者有时会告诉我们，情况更糟而不是更好了，或者情况没有变化。这让治疗师和来访者都感到沮丧，尤其是当他们都已付出了努力的时候。来访者还会因为要讲出这些失败或挫折而感到尴尬或羞愧。后面我们会讲到"留面子"的重要性。此外，即便是水平很高的临床专家似乎也不太能准确识别出情况恶化的来访者。Hannan 等人（2005）发现参与研究的治疗师即便了解研究的目的、熟悉结果测量方式，也知道恶化的基本概率约为 8%，但他们准确预测的可能性只有 1/40！ Duncan、Hubble 和 Miller（1997） 指出导致治疗无效的四个因素：对无效治疗的预期、治疗师的传统或惯例、坚持使用行不通的方法、忽视来访者的动机（见本套书的焦虑分册）。

故事 15. 来访者的情况更糟了

来访者的情况变好之前会先变得更糟么？当然不是！临床上

有这样一种说法——来访者情况好转之前会先恶化。这种康复过程其实是很少见的，事实上，恶化往往预示了最终的治疗结果也不好。"情况变好之前会变糟"这个想法使得治疗师在一定程度上忽视了来访者情况的恶化（Lambert & Ogles，2004）。

给治疗师的用于解决困境的 SF 问句与建议：

- "来访者想要改变吗？"（例如，"来访者是消费型的吗？"）
- "来访者的目标是什么？"
- "来访者的目标是现实的吗？在来访者的能力范围内吗？"
- "我和来访者是否想要得太多或太着急了？"如果是，就把改变定得小一些。
- "来访者不做家庭作业吗？"如果是，就提供一些反馈供其思考，不要安排行动导向的任务。
- "如果以上我都做了，我还可以做点什么不一样的吗？"当局者迷，有时候我们可能没看到自己与来访者在做无效工作。此时，团队或督导也许能给我们提供更加客观的反馈。

治疗师应该对来访者进展不太顺利的情况进行正常化：进步通常是前进三步后退一两步（如果放弃这一步的进展就太可惜了）。

治疗师也可以对挫折给予一些积极的理解，毕竟挫折也是一次练习让自己好起来的机会。即使跌倒了，你也依然在前进的路上（O'Hanlon，2000）。

退步的原因及后果通常没必要去深究。治疗师最好是表达自己理解这些退步带给来访者的挫败感，然后去探索来访者以前是如何应对退步并让情况好转起来的。

来访者（或者他们的治疗师）也可以用一种更轻松、更幽默的方式来谈论退步："我是怎么这么快就回到起点的？"这样说其实就暗示了什么是错误的方式，而且常常让会谈变得轻松一些。

能打开新思路的 SF 问句：

● "我现在还能问你的最好的问题是什么？"

● "假如你还可以回答我最后一个问题，这个问题会是什么？"

Berg 和 Steiner（2003）建议治疗师在情况没有进展时问自己这些问题：

● "如果我问来访者我在哪些地方帮到了他，即使只是一点点，他会怎么说？"

● "我的来访者会认为治疗成功的标志是什么？"

- "那个成功的结果有实现的可能吗？"

- "我自己认为治疗成功的标志是什么？"

- "如果我与来访者的观点不同，需要怎么做才能帮我们达成一致的目标？"

- "在 10—0 量尺上，来访者会说自己现在在哪个位置？"

- "要发生些什么才能让来访者前进 1 分？"

- "对于这次治疗取得成功，我的动机、希望或信心有多少？假设我有更多的动机、希望或信心，我会做点什么不一样的事？这会给我的来访者带来什么影响？他们会做出什么不一样的反应？"

当来访者感觉不知所措、被卡住的时候，一定要给他们"留面子"。来访者倾向于认为他们的问题是难以应对的，而寻求帮助可以带来改善的希望。同时，寻求帮助也说明他们无法自己处理问题，所以对心理治疗的需要会再一次提醒他们自己在解决困难方面做得不好。如果治疗师不接受来访者认为"问题是困难的"这一观点，治疗联盟就会被破坏。一些同行们所说的"阻抗"就反映了来访者想尝试挽回一些尊严的意图。一些案例难以取得成效是因为来访者在治疗中没办法保全面子或守住尊严。Erickson 想到了这一点，他提出治疗要讲究艺术，要让来访者能**优雅地摆脱症状**。他认识到来访者渴望改变，但同时，若改变的过程威胁到了自身尊严，那他们自然会进行自我保护。

庆祝成功

在治疗的一开始，治疗师可能就会问来访者："等你达成自己的治疗目标时，你想怎么庆祝自己的成功呢？"特别是对于孩子来说，这是一个非常愉悦的治疗开始方式。庆祝活动让来访者给他们一直在努力实现的目标画上了句号，激励他们继续前进，也让每次成功都更有价值。庆祝活动不一定要是什么大事，它可能是来访者独自去做的事，也可能是和他人一起去做的事。只要来访者自己喜欢并能让他们享受自己的成功就行。有关庆祝活动的建议在本套书的抑郁分册中有述及。

本章的 SF 问句

82. "什么能表明你已经做得足够好，不需要再来这里了？你具体会做什么不一样的事，这样我就能知道你期待的情况已经发生了？你 / 你的重要他人 / 介绍你来治疗的人认为，你在 10—0 量尺上达到几分的时候就可以不用再来治疗了？"

83. "在你开始感觉情况好转时,你在做什么? 在你开始摆脱……(例如抑郁发作)时,发生了什么?"

84. "你从之前的危机／住院治疗中获得了什么,可能对应对当下的情况有所帮助?"

85. "我现在还能问你的最好的问题是什么? 假如你还可以回答我最后一个问题,这个问题会是什么?"

86. "你之前是如何成功防止复发的?"

87. "你(曾经)是如何让生活回到正轨的? 回到正轨的情况应该是什么样的? 你和其他人如何能知道情况回到正轨了?"

88. "你如何找到让一切重回正轨的勇气,而不是放弃?"或"你是如何知道自己有能力和勇气让情况再次好起来的? 你还具备了哪些素质能帮你做到这些?"

89. "你做些什么可以确保自己维持这些积极结果? 在10—0量尺上,10代表非常有信心,0代表一点信心都没有,你现在有几分的信心? 在10—0量尺上,10代表非常有动力,0代表一点动力都没有,你对维持当前所取得的成功有多少动力?"

90. "如果以后事情不如现在这般顺利了,你能从这段时间的会谈中想起什么并用以应对不顺?"

91. "你是怎么做到远离问题那么久的?"

92. "什么可以让你相信自己正在解决所遇到的困难，哪怕只是一点点？"

93. "等你达成自己的治疗目标时，你想怎么庆祝自己的成功呢？"

下一章，我们会介绍治疗师可以如何通过反思性提问让自己取得进一步的发展。此外，来访者的反馈对于治疗的成功和提升治疗师的技术也至关重要。

第九章
反思与反馈

概　述

治疗师应该花些时间反思自己在会谈中做了哪些有用的事，以继续提升自己的技能。此外，来自来访者的反馈也非常重要，有助于提高治疗的成功率。请来访者提供反馈，也能让来访者感受到自己与治疗师之间是完全平等的合作关系。

对会谈进行反思

相关研究有力证明了不是所有治疗师的工作都是同样出色的，而且多数治疗师都无法准确判断出来访者情况的恶化。他们同样也不太能对自己的工作表现作出恰当评价。Sapyta、Riemer 和 Bickman（2005）曾在研究中请治疗师对自己的工作进行 A—F 的打分。大约 66% 的人给自己打了 A 或 B，没有人认为自己低于平均水平。如果你了解正态分布，你就知道这个结果是不符合逻辑的。

对于治疗的成功、停滞或失败，治疗师都应该回过头去看看自己做了什么。可以自己进行反思，也可以做朋辈督导（Bannink，2014c）。

给治疗师的反思性问句：

- "假如我可以重新做一次这次会谈，有哪些做法我会保持不变？我还会做些什么和这次不同的事？"
- "我的来访者会认为我应该保持什么或改变什么？"
- "这对来访者来说会有什么不同？这对我会有什么不同？"
- "假设我以后与有类似问题的来访者进行会谈，哪些干预我还会用，哪些我不会再用了？"
- "这个治疗做得明显不错的地方是什么？"
- "来访者来找我是想达到什么目的？"
- "我认为来访者对我的工作表现有多满意（在 10—0 量尺上打分）？他／她会说我是如何达到这个分数的？如果我的分数能再高一分的话，他／她认为会是什么样子的？"
- "我对自己的表现有多满意（在 10—0 量尺上打分）？我怎么

做到有这个分数的？如果再高一分的话是什么样的？这会
给治疗带来什么不同？"

- "我可以赞美来访者的哪些优势、能力和特点？"

- "我的来访者可以用自己的哪些优势和能力来解决他 / 她带
来的问题？"

- "有哪些优势和资源是我没能充分利用的？"

- "有哪些外界资源可以帮到来访者？"

- "我在来访者的身上看到了什么，让我知道他 / 她可以达成
自己的目标？"

来访者的反馈

按惯例，治疗的有效性是由治疗师来判断的。但作为合作者，
全程参与其中的来访者的感知和体验才能验证治疗是否真的有效。
模型和技术对治疗结果的影响只占 15%，在来访者看来，这些可能
重要也可能不重要。重点不是治疗师怎么看，而是来访者怎么看。
了解来访者的想法有以下好处：

- 把来访者置于对话的中心；

- 促进来访者的参与；

- 确保来访者对治疗师的积极体验；

- 让谈话有结构且能管理改变进程。

重要的是来访者——他们的资源、参与、对咨访关系的评估、对问题及解决方案的看法。至于治疗师的技术是否有用，要看来访者是否认可它们与结果的相关性和可靠性。

询问来访者反馈的 SF 问句：

- "关于今天的会谈，你想给我什么反馈？"

- "今天的会谈对你最有用的是什么？"

- "你从这次会谈中获得了什么？"

- "你原本希望从会谈中获得什么但没能得到？我们可以如何补救呢？"

- "在我们结束会谈前，你能告诉我哪些问句对你有帮助，以及你原本希望我提什么问题吗？"

- "在今天的会谈中，你注意到自己最好或最有价值的部分是什么？"

- "在今天的会谈中，有哪些内容会让你在接下来的一段时间去反思或做些什么呢？"

- "在这次会谈中，有什么会对你……（比如，在接下来的一周里）有帮助呢？"

- "你从这次会谈中得到什么，可能让你在下次会谈中告诉我情况变好一些了？”

● “这次会谈带给你什么不同？”

治疗师询问来访者的反馈是在邀请来访者平等、充分地参与到治疗中来，成为真正的合作者。让来访者坐在司机而非后排乘客的位置上能增强他们的信心，相信积极的结果就在前方（Miller，Duncan，& Hubble，1997）。

系统性地评估来访者对治疗进展和适宜度的感受是很重要的，治疗师可以据此调整治疗使之更符合来访者的需求和特点。

在传统的心理治疗中，“问题的减少”是衡量治疗进展的一种方法，而且治疗何时结束通常由治疗师决定。来访者也很同意把“问题的消失”视为达成治疗目标的依据，但是，问题到底是不是完全消失了，这一点是永远无法被证明的，以至于来访者和治疗师都无法判断治疗成功与否（De Shazer，1991，p.158）。

因此，应该以“期待发生的情况的增加”来评估治疗进展。除了提出关于进展的量尺问句外，还可以让来访者在每次会谈结束时填写会谈评价表（SRS）。SRS是一个反馈工具，反映了经研究证明的有效治疗所拥有的三个特征：①联盟；②目标和议题；③流派或方法（贯彻落实）。SRS也是一个参与工具——它让来访者得以表达自己对治疗的看法。你可以与来访者就其反馈的情况讨论要如何改善他的治疗。使用 SRS 可以帮你降低脱落率。

本章的 SF 问句

94. "关于今天的会谈，你想给我什么反馈？"

95. "这次会谈带给你什么不同？今天的会谈对你最有用的是什么？你从这次会谈中获得了什么？你原本希望从会谈中获得什么但没能得到？我们可以如何补救呢？"

96. "在我们结束会谈前，你能告诉我哪些问句对你有帮助，以及你原本希望我提什么问题吗？"

97. "在今天的会谈中，你注意到自己最好或最有价值的部分是什么？"

98. "在今天的会谈中，有哪些内容会让你在接下来的一段时间去反思或做些什么呢？在这次会谈中，有什么会对你……（比如，在接下来的一周里）有帮助呢？你从这次会谈中得到什么，可能让你在下次会谈中告诉我情况变好一些了？"

下一章，我们会聚焦于来访者的、他们的伴侣／孩子／朋友的，还有治疗师的幸福感。

第十章

关注幸福感

概　述

我们的工作一方面是缓解来访者的痛苦，另一方面是让他们更好地生活和发展。除了关注心理疾病，我们还要关注心理健康。来访者的幸福感涉及他们的伴侣、孩子、家人和朋友，聚焦于他们的正确行动、未来的可能、过去的成功、优势和资源，而非他们及关系中的问题上，这能让他们产生希望感，帮助他们基于这些有效的部分继续前进。SFBT 还能提升治疗师的幸福感、降低职业倦怠的风险。对于治疗师来说，这样的治疗会轻松一些，能从中重获力量感。

来访者的幸福感

改变事物的能力与能从不同角度看待事物的能力相关。这种对现实的看法和解释的转变是建构解决方案的一部分，它们产生于对更好的生活和有用的例外的讨论中。SF 治疗师无法为来访者建构不同的意义，只有来访者自己才能。

心理治疗不应只是为来访者修复问题和不足，它更应该帮来访者建构解决方案和壮大优势。治疗的目标应该是提升来访者的幸福感，同时确保减少心理问题。

创伤与人际关系

经历过创伤的人可能会有人际关系或友谊方面的问题。PTSD 会导致信任、亲密、沟通、承担责任、自信和解决问题方面的困难。这些困难会影响创伤幸存者与他人的交往，而他人的回应也会对创伤幸存者产生进一步影响——这种循环模式会损害其人际关系。创伤幸存者常会有愤怒、紧张或担心的情绪，与他人疏远，以及麻木。他们对社交和性生活的兴趣会减退。因为他们经常觉得烦躁、警觉、担忧或紧张，所以无法放松，让人难以亲近。他们可能比以往更想要保护好自己的亲人，这让他们感觉到有压力、很难做到。创伤幸存者常会想起创伤事件或出现闪回，并竭尽所能地回避。他们晚上会睡不好或做噩梦，导致自己和伴侣都无法获得足够的休息。

创伤幸存者经常要和自己强烈的愤怒和冲动做斗争。为了压制愤怒的情绪和行为，他们会回避亲密，与亲人和朋友保持距离或对他们表达挑剔和不满。创伤幸存者还会用酗酒和药物成瘾来应对 PTSD，这会损害亲密关系和友谊。言语和肢体暴力也可能发生。在一些案例中，创伤幸存者会过于依赖伴侣、孩子、家人或朋友。这种依赖的对象也可能包括那些提供帮助的人，比如医护人员或心理治疗师。

伴侣、孩子、朋友或家人会因创伤幸存者无法从创伤中恢复过来而感觉受伤、被孤立和沮丧。亲人会对他们产生愤怒和疏远，或感到压力、紧张或被控制。他们的症状会让亲人感觉他们还活在战区或持续的危险中。PTSD 患者的伴侣会因跟患者生活在一起而出现（某些）同样的经历创伤的感觉。可以想见，如果一个家庭 / 一群难民 / 一群士兵中有不止一个人受到了创伤，那获得社会支持会变得困难。

正如之前提到的，大多数创伤幸存者不会患上 PTSD。而且，很多患有 PTSD 或有一些相关症状的人也没有人际关系问题。人际关系能帮助幸存者降低孤独感、恢复自尊、减轻抑郁和负罪感。

人际关系还给来访者提供了一个帮助他人的可能，通过助人可降低失败感或与人隔绝之感。最后，人际关系也会成为应对压力时的一种支持。

练习 36. 支持者

生活中很多好的事情都是在与他人之间发生的。有没有这样的人，你愿意在凌晨四点给他打电话倾诉烦恼？如果你的答案是"有"，你很可能比那些回答"没有"的人更长寿。Isaacositz、Vaillant 和 Seligman（2003）在格兰特研究中发现了这一情况。他们发现爱和被爱的能力是一个优势，它与 80 岁时的主观幸福感有关。邀请来访者回答以下问题：

- "谁是我的重要支持者？"
- "他们如何支持我？"
- "如果我问他们，他们会说我有哪些地方还不错？"
- "我能／曾如何支持那些支持我的人？"
- "在那些我患病之前就认识我的人中，哪些人可以让我认识到自己的优势和成就，让我觉得生命是有价值的？"

练习 37. 与朋友共度的美好时光

良好的人际关系是重要的。为了鼓励来访者与朋友共度美好时光，可以邀请他们回答以下问题：

- "我上次遇到朋友是什么时候？"
- "我上次和朋友一起参加活动是什么时候？"
- "我上次为朋友做点事情是什么时候？"
- "我该怎么找到（更多）朋友？"

如果来访者需要做伴侣治疗，那这对伴侣之间痛苦而具有破坏性的互动往往已经持续了一段时日，而且难以通过他们自己的努力达成期待的改变。治疗中，不要总关注他们在哪些地方做错了，这样会维持他们的失败、无能、受谴责和无望的感觉。要多关注他们什么地方做对了，关注未来的可能、过去的成功、优势和资源，这些能让他们产生希望感，帮助他们找到有效的策略并继续进步。

Ziegler 和 Hiller（2001）发现治疗成功与否的最强预测因子是伴侣双方是否能较早发现自身以及关系中的优势，并且有动力共同努力实现双方都期待的改变。如果他们形成了**解决问题的团队**，那改变就会发生。当伴侣把他们视为朝着一个共同目标而努力的团队时，他们的希望感、动力和效率会提高。他们对未来更抱有希望了，在治疗和日常生活中就会有更多合作。

心理治疗从与伴侣双方建立积极的工作联盟开始。一定要先争取与那些更可能是非自愿的一方建立联盟。有时候，夫妻中的一方是因为另一方希望他们发生改变才来做治疗的。

关于伴侣和夫妻优势的 SF 开场问句：

- "你的伴侣擅长什么？"
- "你欣赏你伴侣的哪些方面？"
- "你喜欢他 / 她的什么？"
- "你的伴侣什么地方让你觉得自豪？"
- "你们的关系有什么地方还不错？"
- "你们是怎么认识的？他 / 她什么地方吸引了你？"（蜜月谈话）

来访者通过描述对方的优势来互相赞美，这个过程创造了希望感和善意，为之后的会谈营造了一个积极的氛围。蜜月谈话（Elliot，2012）也很有用，因为它将来访者的关注点从关系中的问题转向了之前关系中的成功。

然后，治疗师邀请伴侣双方描述他们对关系的期待。这样，来访者可以远离问题和困扰，朝向更有成效和令人满意的事："你希望你们的关系发生什么变化？""如果对方朝着你想要的方向做出了改变，情况会有什么不同？""你们之间会有什么变化？""那你将会做出什么改变？"

在伴侣治疗中，有时是一方希望另一方做出改变，这使得他们之间形成了抱怨关系（见第四章）。来访者会说他们不想要的或想从生活中消除的是什么。对于伴侣，他们也会说不希望对方做什么。但这样说，对方还是不知道他们想要的是什么。询问来访者到底"要什么"，才会让谈话朝着期待的方向展开。

也可以询问例外："你们的情况有什么时候稍好一些吗，哪怕只是一点点？"如果来访者没想到例外，就邀请他们去留意从这次会谈结束到下次会谈开始的这段时间里有哪些时刻情况会好一些。

还可以使用量尺问句：

- "在 10—0 量尺上，10 是你们最期待的样子，0 是相反的情况，你们希望能达到哪个分数（一个实际的目标）？"
- "你们现在在量尺的哪个位置（是什么让你们能达到这个分数而不是更低的分数）？"

- "你们怎么能知道又高了一分？高了一分的你们和现在有什么不同？你们会做些什么不同的事？"

- "你们觉得达到什么分数的时候就可以结束治疗了？"

案例 24. 询问例外

人们可以区分出什么是与渴望的目标相关的例外（例如，伴侣期待的未来），什么是与问题相关的例外。下面的问句是询问与目标相关的例外。

- 询问例外："当达成目标的时候，可能会发生的变化之一是你们会在餐桌上以积极的方式交谈。你们曾在什么时候有过这种经历？那次的情况和平时有什么不同？"

- 询问细节："你们上一次这样积极交谈是什么时候？那是什么样的？你们谈了什么？你是如何回应的？"

- 给予积极强化（语言和非语言的）："这对你们两个人来说是新鲜的体验吗？发生这样的事你感到惊讶吗？"

- 给予赞美："你是怎么想到要这么做的？你的主意真好！你是那种能在恰当的时间想出好点子的人吧？"

- 把例外引向未来："在 10—0 量尺上，10 分代表非常有可能，0 分代表根本没有可能，你们觉得下周（或下个月）再次发生类似事情的可能性有几分？如何能让这种情况更频繁地发生？要确保它有最大的可能性再次发生，你需要记住的最重要的事情是什么？"

案例 25. 关系问句

在一个伴侣治疗中，双方都希望重建关系。他们的关系自一年前从阿富汗执行完任务回来就一直很紧张。在对关系和谐时期进行讨论之后，治疗师提了一些关系问句，引导他们从对方的角度来考虑（见第五章）。治疗师询问丈夫："你的妻子如何能知道你们的夫妻关系开始好转了？""你的妻子会说你有了哪些不同？""你的妻子会说对于你的变化，她将如何回应？"

然后，治疗师询问妻子："你的丈夫怎么知道你们的夫妻关系开始好转了？""你的丈夫会说你做了什么不同的事情？""你的丈夫会认为什么有助于实现这些改变？"治疗师还会从观察者的角度来提问："你们的两个孩子如何感知到你们的夫妻关系更好了？""他们会看到你们一起做了哪些不同的事？"

在第七章中说到的一些家庭作业建议也适用于伴侣治疗或家

庭治疗。这些建议旨在引导伴侣或家庭关注那些对于实现他们的
目标最有用的经验和情境。

练习 38. 适用于伴侣或家庭的作业

另一项适用于伴侣或家庭的家庭作业建议是："本周我希
望你们观察到至少两件对方为改善你们的关系而做的事情。
不要去讨论你们的观察，只需把自己的观察带到下一次会谈
中来即可。"

这个作业的目的在于让来访者开始观察积极的（而非消极的）
互动，并且让他们更加注意和愿意为对方做出积极的事情，因为
他们知道自己所做的将被对方观察并报告。

练习 39. 优势之约

设计一次优势之约，通过让双方理解、认识和赞美对方的优势，
来增进关系、提升来访者及其伴侣的积极情绪。如果这对伴侣还
不了解自己的个人优势，就邀请他们先完成VIA（优势测评量表），
以便他们知道彼此在这项测试中测得的前五项优势。然后邀请他
们选择尽可能多的个人优势，共同设计一项活动，来发掘和利用

双方的优势。

治疗师的幸福感

Pope 和 Tabachnick（1994）发现了我们所从事工作中的一个令人担忧的事实：在大约 500 名心理学家中，11%~61% 的人报告在其职业生涯中至少有过一次抑郁发作，29% 曾经有过自杀想法，4% 曾尝试过自杀。2006 年，美国心理学会专业事务委员会的同事援助咨询委员会（ACCA）发布了一份有关心理学家心理困扰及障碍的报告。他们发现，心理健康从业者处于高压力、职业倦怠、物质滥用和替代性创伤的风险之中。（心理）健康领域的人都知道共情疲劳。它的特征是共情逐渐减少，同时伴随着无望感、快乐体验减少、压力和焦虑增加，以及弥散的消极态度等症状。这对从业者的工作和个人都会产生不利影响，包括工作效率下降、无法集中注意力，以及产生无能感和自我怀疑。在医学界，这种情况被称为"职业倦怠"。如前所述，当与创伤幸存者一起工作时，并非一定要使用暴露疗法。暴露疗法常会导致治疗师最终发生"职业倦怠"。

如何才能让治疗对来访者和治疗师都更友好一些呢？治疗师如何能预防继发性创伤压力（STS）并保持心理复原力，或在 STS 后恢复甚至成长呢？他们如何能幸存下来并出色应对，确保实现继发性创伤后成功（Bannink，2014b）？我们要更多地关注我们希望在来访者和自己身上看到的东西。许多 SF 从业者表示他们体验到的工作负荷会更小一些，在一天工作结束时自己还能有不少精力，最终压力感也更小了。Erickson（Rossi，1980）表示如果人们强调积极的方面，放大那些朝着好的方向发生的小小移动，就能带来与他人（伴侣、孩子、朋友和同事）的更多合作。这一机制可能也适用于来访者和治疗师的关系。

故事 16.《浇花不浇草》

《浇花不浇草》一书的作者 Peacock（2001）讲了这样一个故事。在他为 250 名经理们举办的研讨会后，其中一半人买了浇水壶。经理们把这些大小和风格各异的浇水壶放在办公室里显眼的地方，提醒自己是园丁，要浇灌所在组织和自己生活中那些运作良好的部分。Seligman（2011，p.53）甚至用浇花的字面意义进行了阐释：我是一名玫瑰园丁。我花了很多时间清除灌木和杂草，它们会妨碍玫瑰的生长。但是，如果想要种出玫瑰花，仅仅做清理和除草工作是远远不够的。你还需要用泥炭藓来改良土壤、种下好的玫瑰、浇水、提供养分，这样才能促进它们的生长和繁茂。

练习 40. 在与创伤幸存者工作中取得的成功

使用以下 SF 问句询问你的同事在工作中的成功：

● 你何时成功地帮到了创伤幸存者？

● 你具体是如何取得这些成功的？

● 你的哪些能力和优势发挥了作用？

● 你的来访者会说你做的哪些事情是有帮助的？

● 在 10—0 量尺上，你对这种成功再次发生的可能性有几分信心？

● 为了增加再次成功的概率，你要关注些什么？

● 为了保护和提升你自己在与创伤幸存者工作中的幸福感，你要关注些什么？

Orlinsky 和 Ronnestad（2005）这样描述治疗师的最好状态：他们能投入地参与，高度共情，相信自己有能力解决困难。这就需要治疗师能感受到自己的专业成长，感到自己正在日常临床工作中获得学习、成长，并能从每次会谈中加深和增强自身的理解。这种当下正在成长的感觉对于维持积极的工作士气和热情很重要。它能帮助治疗师从低落中恢复，是他们对抗职业倦怠最有效的法宝。

治疗师（和他们的来访者）通常都感到 SFBT 是一种令人满意的治疗方式。研究表明 SFBT 降低了精神卫生领域从业者的职业倦怠风险（Medina & Beyebach，2014）。

De Jong 和 Berg （2002，p.322） 这样描述 SFBT 对治疗师的影响：

我们花了一小时又一小时听人们讲述他们生活中的问题，并觉得为了有效治疗，我们需要问更多关于问题的问句。焦点解决治疗是一股清新的空气——突然间，是由来访者决定他们什么时候完成治疗。在达到目标时有明确的行为指标。我们不再有作为专家的负担，而是与来访者合作，共同找出有帮助的方法。我们不再听几个月问题，而是听优势、胜任力和能力。我们不再将来访者视为 DSM 标签，而是视为充满可能性的、不可思议的人。工作变得有趣，我们感觉有力量，我们工作以外的生活也受到了影响。

要让人类繁荣发展，实现全面心理健康，科学家们应该研究与心理健康相关的病因学和治疗方法，发展心理健康科学。

直到最近，心理健康培训的重点还是病理学。不过现在有了一个明显的转变，开始转向关注更为积极的部分，虽然这个转变有些缓慢但确是存在的。在未来的培训中，我们要找到更好的平衡，一方面关注病理和修复问题，另一方面关注发展优势、资源以及那些对来访者及其所处环境有益的东西。研究表明，勇气、乐观、人际交往技能、希望、诚实、毅力和心流等优势可以成为对抗心理疾病的缓冲器。所以，治疗师应该理解并学习如何促进人们身上的这些优势的发展。

SFBT 邀请来访者建构解决之道所使用的谈话技能，与通常用于诊断和治疗来访者问题的谈话技巧是不同的。许多 SF 专业人士和培训师认为，与其他心理疗法相比，SF 只需更少的培训时间和经验，就可以获得足够的治疗技能。微观分析研究（见第二章）表明积极的对话导向更积极的对话，而消极的对话带来更消极的对话。因此，治疗师对积极内容的使用有助于双方共建一个整体上较为积极的会谈，而使用消极的内容取得的效果则相反。

作为治疗师，我们要好好照顾自己，而方法就是：对心理治疗持有一个积极的立场，多关注我们希望在来访者和我们自己身上看到的事。我们还应该强调对治疗结果的衡量，而非某个特定治疗模型的技术。在研究和培训中的这一变化肯定会提升来访者和治疗师的幸福感。

本章的 SF 问句

99."你的伴侣擅长什么？你欣赏你伴侣的哪些方面？你喜欢他 / 她的什么？你的伴侣什么地方让你觉得自豪？你们的关系有什么地方还不错？你们是怎么认识的？他 / 她什么地方吸引了你？你希望你们的关系发生什么变化？如果对方朝着你想要的方向做出了改变，情况会有什么不同？你们之间会有什么变化？那你将会做出什么改变？你们的情况有什么时候稍好一些吗，哪怕只是一点点？在 10—0 量尺上，10 是你们最期待的样子，0 是相反的情况，你们希望能达到哪个分数（一个实际的目标）？你们现在在量尺的哪个位置（是什么让你们能达到这个分数而不是更低的分数）？你们怎么能知道又高了一分？高了一分的你们和现在有什么不同？你们会做些什么不同的事？你们觉得达到什么分数的时候就可以结束治疗了？"

100."当达成目标的时候，可能会发生的变化之一是你们会在餐桌上以积极的方式交谈。你们曾在什么时候有过这种经历？那次的情况和平时有什么不同？你们上一次这样积极交谈是什么时候？

那是什么样的？你们谈了什么？你是如何回应的？这对你们两个人来说是新鲜的体验吗？发生这样的事你感到惊讶吗？"

101. "你是怎么想到要这么做的？你的主意真好！你是那种能在恰当的时间想出好点子的人吧？在 10—0 量尺上，10 分代表非常有可能，0 分代表根本没有可能，你们觉得下周（或下个月）再次发生类似事情的可能性有几分？如何能让这种情况更频繁地发生？要确保它有最大的可能性再次发生，你需要记住的最重要的事情是什么？"

参考文献

Ai, A. L., Tice, T. N., Whitsett, D. D., Ishisaka, T., & Chim, M. (2007). Posttraumatic symptoms and growth of Kosovar war refugees: The influence of hope and cognitive coping. *Journal of Positive Psychology*, 2(1), 55–65.

American Psychiatric Association. (2013). *Diagnostic and statistical manual of mental disorders* (5th ed.). Arlington, VA: American Psychiatric Publishing.

American Psychological Association, Board of Professional Affairs, Advisory Committee on Colleague Assistance (ACCA). (2006, February). *Report on distress and impairment in psychologists.*

Arntz, A., & Weertman, A. (1999). Treatment of childhood memories: Theory and practice. *Behaviour Research and Therapy*, 37, 715–740.

Bakker, J. M., Bannink, F. P., & Macdonald, A. (2010). Solution-focused psychiatry. *The Psychiatrist*, 34, 297–300.

Bannink, F. P. (2007). Solution-focused brief therapy. *Journal of Contemporary Psychotherapy*, 37(2), 87–94.

Bannink, F. P. (2008a). Posttraumatic success: Solution-focused brief therapy. *Brief Treatment and Crisis Intervention*, 7, 1–11.

Bannink, F. P. (2008b). Solution-focused mediation. *Conflict Resolution Quarterly*, 25(2), 163–183.

Bannink, F. P. (2009a). *Positieve psychologie in de praktijk* [Positive psychology in practice]. Amsterdam: Hogrefe.

Bannink, F. P. (2009b). *Praxis der Losungs-fokussierte Mediation*. Stuttgart: Concadora Verlag.

Bannink, F. P. (2010a). *1001 solution-focused questions: Handbook for solution-focused interviewing*. New York, NY: Norton.

Bannink, F. P. (2010b). *Handbook of solution-focused conflict management*. Cambridge, MA: Hogrefe Publishers.

Bannink, F. P. (2010c). Oplossingsgericht leidinggeven [Solution-focused leadership]. Amsterdam: Pearson.

Bannink, F. P. (2012a). *Practicing positive CBT*. Oxford, UK: Wiley.

Bannink, F. P. (2012b). *Praxis der Positiven Psychologie*. Göttingen: Hogrefe Verlag.

Bannink, F. P. (2014a). Positive CBT: From reducing distress to building success. *Journal of Contemporary Psychotherapy, 44*(1), 1–8.

Bannink, F. P. (2014b). *Post-traumatic success: Positive psychology and solution-focused strategies to help clients survive and thrive*. New York, NY: Norton.

Bannink, F. P. (2014c). *Handbook of positive supervision*. Cambridge, MA: Hogrefe.

Bannink, F. P., & Jackson, P. Z. (2011). Positive psychology and solution focus: Looking at similarities and differences. *Interaction: The Journal of Solution Focus in Organisations, 3*(1), 8–20.

Bannink, F. P., & McCarthy, J. (2014). The solution-focused taxi. *Counseling Today, 5*.

Barrell, J. J., & Ryback, D. (2008). *Psychology of champions*. Westport, CT: Praeger.

Bavelas, J. B., Coates, L., & Johnson, T. (2000). Listeners as co-narrators. *Journal of Personality and Social Psychology, 79*, 941–952.

Beck, A. T., Weissman, A., Lester, D., & Trexles, L. (1974). The measurement of pessimism: The hopelessness scale. *Journal of Consulting and Clinical Psychology, 42*, 861–865.

Beck, J. S. (2011). *Cognitive behaviour therapy: Basics and beyond* (2nd ed.). New York, NY: Guilford.

Berg, I. K., & Steiner, T. (2003). *Children's solution work*. New York, NY: Norton.

Bohlmeijer, E., & Bannink, F.P. (2013). Posttraumatische groei [Posttraumatic growth]. In E. Bohlmeijer, L. Bolier, G. Westerhof, & J. Walburg (Eds.), *Handbook positieve psychologie* [Handbook of positive psychology]. Amsterdam: Boom.

Bonanno, G. A. (2004). Loss, trauma and human resilience. *American Psychologist, 59*(1), 20–28.

Brewin, C. R., Wheatley, J., Patel, T., Fearon, P., Hackmann, A., Wells, A., . . . Myers, S. (2009). Imagery rescripting as a brief stand-alone treatment for depressed patients with intrusive memories. *Behaviour Research and Therapy, 47*, 569–576.

Calhoun, L. G., & Tedeschi, R. G. (2000). Early posttraumatic intervention: Facilitating possibilities for growth. In D. Patton & C. Dunning (Eds.), *Posttraumatic stress intervention: Challenges, issues, and perspectives* (pp. 135–152). Springfield, IL: Charles C Thomas.

Carroll, L. (1865). *Alice's adventures in wonderland*. New York, NY: Appleton.

Charney, D. (2012). *Resilience lessons from our veterans* [Video]. Retrieved from http://www.youtube.com/watch?v=XoN1pv2JKpc

Cialdini, R. B. (1984). *Persuasion: The psychology of influence*. New York, NY: Collins.

De Jong, K. (2014). *Mass conflict and care in war affected areas*. Dissertation, Utrecht University, the Netherlands.

De Jong, P., & Berg, I. K. (2002). *Interviewing for solutions*. Belmont, CA: Thomson.

De Shazer, S. (1984). The death of resistance. *Family Process, 23*, 79-93.

De Shazer, S. (1985). *Keys to solution in brief therapy*. New York, NY: Norton.

De Shazer, S. (1988). *Clues: Investigation solutions in brief therapy*. New York, NY: Norton.

De Shazer, S. (1991). *Putting difference to work*. New York, NY: Norton.

De Shazer, S. (1994). *Words were originally magic*. New York, NY: Norton.

Doctor, J. N., Zoellner, L. A., & Feeny, N. C. (2011). Predictors of health-related quality-of-life utilities among persons with posttraumatic stress disorder. *Psychiatric Services, 62*, 272–277.

Dolan, Y. M. (1991). *Resolving sexual abuse*. New York, NY: Norton.

Dolan, Y. M. (1998). *One small step*. Watsonville, CA: Papier-Mache.

Duncan, B. L. (2005). *What's right with you: Debunking dysfunction and changing your life*. Deerfield Beach, FL: Health Communications.

Duncan, B. L. (2010). *On becoming a better therapist*. Washington DC: American Psychological Association.

Duncan, B. L., Hubble, M. A., & Miller, S. D. (1997). *Psychotherapy with "impossible" cases*. New York, NY: Norton.

Duncan, B. L., Miller, S. D., Wampold, B. E., & Hubble, M. A. (2010). *The heart and soul of change* (2nd ed.). American Psychological Association.

Dweck, C. S. (2006). *Mindset: The new psychology of success*. New York, NY: Random House.

Elliot, C. (2012). *Solution building in couples therapy*. New York, NY: Springer.

Erickson, M. (1954). Pseudo-orientation in time as a hypnotic procedure. *Journal of Clinical and Experimental Hypnosis, 2*, 261–283.

Erickson, M. (1989). *The February man*. New York, NY: Routledge.

Folkman, S., & Moskowitz, J. T. (2000). Positive affect and the other side of coping. *American Psychologist, 55*(6), 647–654.

Frank, J. D., & Frank, J. B. (1991). *Persuasion and healing* (3rd ed.). Baltimore, MD: Johns Hopkins University Press.

Frankl, V. E. (1963). *Man's search for meaning*. New York, NY: Vintage Books.

Franklin, C., Trepper, T. S., Gingerich, W. J., & McCollum, E. E. (2012). *Solution-focused brief therapy: A handbook of evidence based practice*. New York, NY: Oxford University Press.

Fredrickson, B. L. (2009). *Positivity*. New York, NY: Crown.

Furman, B. (1998). *It is never too late to have a happy childhood*. London, UK: BT Press.

George, E. (2010). *What about the past?* BRIEF forum.www.brief.org.uk

Gilbert, P. (2010). *Compassion-focused therapy*. New York, NY: Routledge.

Gingerich, W. J., & Peterson, L.T. (2013). Effectiveness of solution-focused brief therapy: A systematic qualitative review of controlled outcome studies. *Research on Social Work Practice*. doi: 10.1177/1049731512470859

Grant, A. M., & O'Connor, S. A. (2010). The differential effects of solution-focused and problem-focused coaching questions: A pilot study with implications for practice. *Industrial and Commercial Training, 42*(4), 102–111.

Haidt, J. (2006). *The happiness hypothesis: Putting ancient wisdom and philosophy to the test of modern science.* London, UK: Arrow Books.

Hayes, S. C., Strosahl, K. D., & Wilson, K. G. (2003). *Acceptance and commitment therapy: An experiential approach to behaviour change.* New York, NY: Guilford.

Hannan, C., Lambert, M. J., Harmon, C., Nielsen, S. L., Smart, D. W., Shimokawa, K., & Sutton, S. W. (2005). A lab test and algorithms for identifying clients at risk for treatment failure. *Journal of Clinical Psychology, 61*(2), 155–163.

Heath, C., & Heath, D. (2010). *Switch.* London, UK: Random House.

Henden, J. (2011). *Beating combat stress.* Oxford, UK: Wiley-Blackwell.

Horwitz, A. V., & Wakefield, J. C. (2007). *The loss of sadness: How psychiatry transformed normal sorrow into depressive disorder.* Oxford, UK: Oxford University Press.

Isaacowitz, D. M., Vaillant, G. E., & Seligman, M. E. P. (2003). Strengths and satisfaction across the adult lifespan. *International Journal of Ageing and Human Development, 57,* 181–201.

Isebaert, L. (2007). *Praktijkboek oplossingsgerichte cognitieve therapie* [Solution-focused cognitive therapy]. Utrecht: De Tijdstroom.

Joseph, S., & Linley, P.A. (2005). Positive adjustment to threatening events: An organismic valuing theory of growth through adversity. *Review of General Psychology, 9,* 262–280.

Jung, C. G. (1965). *Memories, dreams, reflections.* New York, NY: Random House.

Keyes, C. L. M., & Lopez, S. J. (2005). Toward a science of mental health. In C. R. Snyder & S. J. Lopez, *Handbook of positive psychology* (pp. 45–59). New York, NY: Oxford University Press.

Kessler, R. C., Sonnega, A., Bromet, E., Higher, M., & Nelson, C. B. (1995). Post-traumatic stress disorder in the national comorbidity survey. *Archives of General*

Psychiatry, 52, 1048–1060.

King, L. A. (2001). The health benefits of writing about life goals. *Personality and Social Psychology Bulletin,* 27, 798–807.

Lambert, M. J., & Ogles, B. M. (2004). The efficacy and effectiveness of psychotherapy. In M. L. Lambert (Ed.), *Bergin and Garfield's handbook of psychotherapy and behaviour change* (5th ed., pp. 139–193). New York, NY: Wiley.

Linley, P. A., & Joseph, S. (2004). Positive change following trauma and adversity: A review. *Journal of Traumatic Stress,* 17(1), 11–21.

Macdonald, A. J. (2011). *Solution-focused therapy: Theory, research & practice* (2nd ed.). London, UK: SAGE.

Masten, A. S. (2001). Ordinary magic: Resilience processes in development. *American Psychologist,* 56, 227–238.

McFarlane, A. C., & Yehuda, R. (1996). Resilience, vulnerability, and the course of posttraumatic reactions. In B. van der Kolk, A. C. McFarlane, & L. Weisaeth (Eds.), *Traumatic stress: The effects of overwhelming experience on mind, body, and society.* New York, NY: Guilford.

McMillen, J. C., Smith, E. M., & Fisher, R. H. (1997). Perceived benefit and mental health after three types of disaster. *Journal of Consulting and Clinical Psychology,* 65(5), 733–739.

Medina, A., & Beyebach, M. (2014). The impact of solution-focused training on professionals' beliefs, practices and burnout of child protection workers in Tenerife Island. *Child Care in Practice,* 20(1), 7–26.

Miller, S. D., Duncan, B., & Hubble, M. A. (1997). *Escape from Babel: Toward a unifying language for psychotherapy practice.* New York, NY: Norton.

Neff, K. D. (2011). Self-compassion, self-esteem and well-being. *Social and Personality Psychology Compass,* 5(1), 1–12.

O'Hanlon, B. (1999). *Evolving possibilities.* Philadelphia, PA: Brunner/Mazel.

O'Hanlon, B. (2000). Do one thing different. New York, NY: Harper Collins.

O'Hanlon, B., & Bertolino, B. (1998). *Even from a broken web.* New York, NY: Wiley.

O'Hanlon, B., & Rowan, R. (2003). Solution oriented therapy for chronic and severe mental illness. New York, NY: Norton.

O'Leary, V. E., & Ickovics, J. R. (1995). Resilience and thriving in response to challenge: An opportunity for a paradigm shift in women's health. *Women's Health: Research on Gender, Behavior and Policy, 1,* 121–142.

Orlinsky, D., & Ronnestad, M. H. (2005). How psychotherapists develop: A study of therapeutic work and professional growth. Washington, DC: American Psychological Association.

Park, C. L., Cohen, L. H., & Murch, R. L. (1996). Assessment and prediction of stress-related growth. *Journal of Personality, 64*(1), 71–105.

Peacock, F. (2001). Water the flowers, not the weeds. Montreal, Quebec: Open Heart.

Pope, K. S., & Tabachnick, B. G. (1994). Therapists as patients: A national survey of psychologists' experiences, problems, and beliefs. *Professional Psychology: Research and Practice, 25,* 247–258.

Priebe, S., Omer, S., Giacco, D., & Slade, M. (2014). Resource-oriented therapeutic models in psychiatry: Conceptual review. *British Journal of Psychiatry, 204,* 256–261.

Rosen, S. (1991). *My voice will go with you: The teaching tales of Milton Erickson.* New York, NY: Norton.

Rossi, E. L. (Ed.). (1980). *The nature of hypnosis and suggestion by Milton Erickson* (collected papers). New York, NY: Irvington.

Saleebey, D. (Ed.). (2007). *The strengths perspective in social work practice.* Boston, MA: Allyn & Bacon.

Sapyta, J., Riemer, M., & Bickman, L. (2005). Feedback to clinicians: Theory, research and practice. *Journal of Clinical Psychology, 61*(2), 145–153.

Seligman, M. E. P. (2002). *Authentic happiness.* London, UK: Brealey.

Seligman, M. E. P. (2011). *Flourish.* New York, NY: Free Press.

Seneca. (2011). *Letters from a Stoic.* New York, NY: Seedbox Press.

Shapiro, F. (2001). *EMDR: Eye movement desensitization and reprocessing: Basic princi-*

ples, protocols and procedures (2nd ed.). New York, NY: Guilford.

Solzhenitsyn, A.I. (1973). *The Gulag Archipelago, 1918–1956*. New York, NY: Harper & Row.

Spitzer, R. L., & Wakefield, J. C. (2007). Saving PTSD from itself in DSM V. *Journal of Anxiety Disorders, 21,* 233–241.

Tedeschi, R. G., & Calhoun, L. (1999). Posttraumatic growth: A new perspective on psychotraumatology. *Psychiatric Times, 21*(4).

Vasquez, N., & Buehler, R. (2007). Seeing future success: Does imagery perspective influence achievement motivation? *Personality and Social Psychology Bulletin, 33,* 1392–1405.

Walter, J. L., & Peller, J. E. (1992). *Becoming solution-focused in brief therapy*. New York, NY: Brunner/Mazel.

Watzlawick, P., Weakland, J. H., & Fisch, R. (1974). *Change: Principles of problem formation and problem resolution*. New York, NY: Norton.

Weiner-Davis, M., de Shazer, S., & Gingerich, W. (1987). Using pretreatment change to construct a therapeutic solution: An exploratory study. *Journal of Marital and Family Therapy, 13,* 359–363.

White, M., & Epston, D. (1990). *Narrative means to therapeutic ends*. New York, NY: Norton.

Wilson, S. (1955). *The man in the gray flannel suit*. New York, NY: Four Walls Eight Windows.

Wittgenstein, L. (1968). *Philosophical investigations* (G. E. M. Anscombe, Trans.; 3rd ed.). New York, NY: Macmillan. (Original work published 1953)

Wood, A. M., Froh, J. J., & Geraghty, A. W. A. (2010). Gratitude and well-being: A review and theoretical integration. *Clinical Psychology Review*, in press.

Ziegler, P., & Hiller, T. (2001). *Recreating partnership*. New York, NY: Norton.

专业名词英中对照表

acceptance and commitment therapy（ACT）　接纳承诺疗法

automatic thoughts　自动化思维

Axis Ⅰ and Axis Ⅱ disorders　轴Ⅰ和轴Ⅱ障碍

bereavement　丧亲

borderline personality disorder　边缘型人格障碍

chronic stress　慢性应激

client　来访者

closed question　封闭式问句

coaching　教练

cognitive entanglement　认知纠缠

combat fatigue　战斗疲劳症

compassion-focused therapy（CFT）　同情聚焦疗法

complainant-relationship　抱怨型来访者

Complex PTSD（C-PTSD）　复杂型创伤后应激障碍

crisis intervention　危机干预

customer-relationship　消费型来访者

depersonalization　人格解体

derealization　现实解体

disease-patient framework　疾病 - 患者框架

dissociation　分离

dodo verdict　渡渡鸟裁决

downward arrow technique　向下箭头技术

DSM-5　精神障碍诊断与统计手册第五版

eating disorder　进食障碍

evidence-based form　循证形式

exception-finding questions　例外问句

experiential avoidance　经验性回避

exposure therapy　暴露疗法

eye movement desensitization and reprocessing（EMDR）　眼动脱敏
　　与再处理技术

flashbacks　闪回

flow　心流

functional behavior analysis　功能行为分析

imagery rescripting（ImRs）　意象重构

insight　顿悟

intrusive images　侵入性图像

intrusive memories　侵入性记忆

iatrogenic discouragement　医源性气馁

logotherapy　意义疗法

major depressive disorder　重性抑郁障碍

medical model　医学模式

meta-analytic　元分析

microanalysis of dialogue　对话的微观分析

opening question　开场问句

operant conditioning　操作性条件反射

panic disorder　惊恐障碍

positive psychology（PP）　积极心理学

posttraumatic growth（PTG）　创伤后成长

posttraumatic stress disorder（PTSD）　创伤后应激障碍

posttraumatic success　创伤后成功

problem-talk　问题导向谈话

psychiatric disorder　精神障碍

psychological rigidity　心理僵化

psychotherapy　心理治疗

scaling question　量尺问句

social constructionism　社会建构主义

solution-focused brief therapy　焦点解决短程治疗

solutions-talk　解决导向谈话

sporadic preoccupation　阵发性贯注

stress　应激

substance abuse or dependence　物质滥用或依赖

trauma aftereffects　创伤后遗症

upward arrow technique　向上箭头技术

visitor-relationship　访客型来访者

war neurosis　战争神经症